隠れた「歯の天敵」を
知っていますか?

歯ぎしり　食いしばり

ブラキシズムが歯を壊す!

とうせい歯科医院院長
池上正資

現代書林

はじめに

みなさん、はじめまして。歯科医師になって39年、二つのアルプスに挟まれた伊那谷（駒ヶ根市）に開業して、35年目を迎えました。歯科医師の池上正資です。大学勤務の歯科医師でもなく、研究者でもない私がこうして本を書こうと思ったのは、歯科患者のみなさんにどうしてもお伝えしたいことがあるからです。

それは、「ブラキシズム」というお口の問題です。「ブラキシズム？　何だいそれは」と思われた方が多いかもしれません。しかしそれが、虫歯や歯周病や噛み合わせの崩壊を招く要因かもしれないとなれば、無関心ではいられないと思います。

私がそれに気がついたのは、開業して数年がたったある日のことでした。

「銀歯が取れた」

と、取れた歯を持って来院された患者さんがいました。歯を見たところ、虫歯ではありませんでした。この銀歯が取れた歯に合わせて問題がなければ、つけて終わる事例です。銀歯をつけてみるとピッタリだったので、歯をつけて、治療は終わりました。

それから3～4か月して、その患者さんがまた来院されました。

「おいっ！　つけた銀歯がまた取れたぞっ！」

「はて、取れた？」といぶかりながら、診療室でお口を診せてもらうと、確かにつけた銀歯がまた取れています。ところが、取れた歯は虫歯ではないし、合わせてみたところ、問題なくピッタリ合います。

「また、つけておきますね」

と、当時、新しく出たばかりの強力な接着剤（接着性レジンセメント）で装着しました。

しかし、それから半年もたたないうちに、その患者さんがまたやって来られたのです。

「おいっ、あれほどしっかりつけておくように言ったのに、また取れたぞ！」

今回は、かなりご立腹のようです。

同じ歯が、虫歯でもないのにどうして何回も（1年間で3回も）取れるのだろうか？

しかも、ほかにも治療した歯があって、そちらは何ともないのに……。

さて、これを読んだみなさん方は、どう思われたでしょうか。

「かわいそうに、この患者さんは忙しいなか、腕の悪いヤブ医者にかかって大変だな」

「普通、銀歯をつけたらそんなに頻繁に取れるか？　何かおかしいよな」

きっと、そんな感想を持たれたことでしょう。

いまにして思えば、私にとって、この患者さんが「ブラキサー」、すなわち「ブラキシズム」をする人の第一号でした。しかし、このときの私は、悲しいかな、まだブラキシズムという概念を知らず、原因も治療方法（対処法）もわからない頃でした。

ブラキシズムとは、「歯ぎしり」「噛みしめ」「食いしばり」などの噛み癖のことです。詳しくは本文で述べますが、この患者さんを経験して以来、日々の診療の中で、私はいろいろな疑問を持つようになりました。

「なぜ、同じ患者さんのお口の中で、同じ問題が起きやすいのだろうか？」
「なぜ、ほかにも歯がありながら、同じ歯ばかりにトラブルが起きるのだろうか？」
「なぜ治療したにもかかわらず、治療が長持ちしないのだろうか？」

こんなことを書くと、「えっ、そうなの？」と驚かれる人もいるでしょう。なかには、「やっぱり、腕が悪いのでは？」と思われる人もいるかもしれませんね。

一方で、「そう言われれば、同じ歯の銀歯が何回も取れる」「同じ歯ばかりが痛む、虫歯になる」「同じところがしみる」と、思い当たる方もおられるのではないでしょうか。当院では、いままでにそういう患者さんを数多く診てきました。しかも、毎年冬場になると、そのような患者さんが多くなる傾向があるのです。

たとえば、虫歯は生活習慣病としての性格はあるものの、一度治療すればそんなに短期間（1～2年）に何回も治療したものが取れたり、同じ歯が虫歯になることは滅多にありません。しかし、患者さんの中には、同じところが何回も同じトラブルに見舞われる方々がいらっしゃるのです。そんなときに原因がわからないと、「これはヤブ医者にかかったかな」と思うのも、無理のないことです。

歯を失う代表的な疾患として、「虫歯」「歯周病」は広くみなさんに知られていると思います。もしもそこに、虫歯、歯周病を増悪させるものとして「ブラキシズム」が関与しているとしたら、どうでしょう。ブラキシズムは、一部の人たちの間では話題になっていますが、一般の方はまだまだご存じないのではないでしょうか。このわかりにくいお口の問題が、長い年月の間にみなさんのお口を壊す、隠れた要因になっているのかもしれないのです。

私は、多くの患者さんを診る中で、ブラキシズムの怖さ、問題の奥深さを実感してきました。実際にブラキシズムが原因で歯が抜けたこともあり、ブラキシズムは、「虫歯」「歯周病」に次ぐ第三の歯を失う原因ではないだろうかと考えるようになりました。この危惧は、35年の開業臨床経験の中で、いまでは確信に変わっています。

ブラキシズムは、もはやただの噛み癖ではなく、「咬合病」といってもいいくらい怖いものです。このことを、ぜひみなさんに知っていただきたいのです。

本書は、みなさんがあまりご存じないブラキシズムや歯科医療の現状を、実際にあった診療室での出来事や患者さんとの会話を交えながら、書いたものです。

歯は、長い人生の何十年もの間、使い続けるものです。その歯をどのように守っていったらいいのか。現場に立つ一人の歯科医師として、悩み、勉強し、考えてきました。そしてたどり着いたのが、「ブラキシズムをどうするか」という問題でした。それをみなさんと共有したいと思い、不慣れな「物書き」というものをしてみました。

ブラキシズムという古くて新しいお口の問題に少しでも関心を寄せて、一人ひとりがご自分のお口の健康に気をつけていただけたら、こんなに嬉しいことはありません。

とうせい歯科医院院長　池上　正資

目次

はじめに　3

第1章
あなたのお口の悩み、「ブラキシズム」が本当の原因かもしれません

「ブラキシズム」って何？　18
●病気ではないけれど、困った習癖　18
●Dr．スラブチェックの慧眼　19
●問題は、本人に自覚がないこと　21
なぜブラキシズムが怖いのか　23

◎こんな兆候は、ブラキサーのサイン？　23
◎ブラキシズムが歯を壊す！　25
◎歯根破折で抜歯した患者さんのケース　32
◎ブラキシズムのお口と全身への影響　37
◎知覚過敏の患者さんのケース　39

ブラキシズムはなぜ起きる？　42

◎冬季のブラキシズム　42
◎原因は諸説あり　44
◎有力視される「ストレスブレーク」説　45
◎もう一つのストレス説　48

ブラキシズムと関係が深い「歯牙接触癖（TCH）」とは？　49

◎あなたもしているかもしれない、無意識の噛み癖　49
◎TCHがブラキシズムを加速させる？　52

第2章

虫歯や歯周病とブラキシズムの深い関係

ブラキシズムは歯を失う第三の原因　56

虫歯とブラキシズム　59

●なぜ虫歯になるのか　59
●虫歯になる人、ならない人の違い。ブラキシズムの関与は？　61
●虫歯菌以外でも、歯は虫歯になる？　64
●歯を守るのは患者さん自身！　66

歯周病とブラキシズム　68

●歯周病の進行　68
●治療を中断してしまう残念な患者さんのケース　72
●結局、健康な歯を失うことに……　74
●抜けた歯を放置した残念な患者さんのケース　75
●歯周病菌ではない「何か」が関係している　78

●咬合力や不正歯列が歯周組織を破壊する　80
●ブラキシズムで抜く歯、抜ける歯　82

第3章 歯科の治療法とブラキシズム ――ブラキシズムで咬合が崩壊する!?

噛み合わせとブラキシズム　86
●歯ぎしりの典型的な歯並びとは　86
●咬合崩壊する人たち　90
●咬合崩壊は1本の歯の喪失から始まる　91
●失った歯を補う治療　93
入れ歯にもブラキシズムの問題は起こる?　98
●入れ歯を作ってみたものの……　98
●入れ歯が痛くて歯科医院をハシゴした患者さんのケース　100
●それでも、なぜ入れ歯が痛いのか　103

第4章

ブラキシズムの治療
——治せなくても軽くすることはできます

●ブラキシズムで入れ歯が壊れる!? 104
●入れ歯の方に、お願いしたいこと 106
インプラントとブラキシズム 108
●ブラキサーはインプラント治療後の事故が起きやすい？ 108
●インプラントがダメになった患者さんのケース 109
●保険導入は「名ばかり」の現状 111
●健康な咬合を長く維持するために 113
顎関節症とブラキシズム 114
●生活習慣や噛み癖の影響が大きい 114
●再発しやすく治りにくい厄介な病気 117
コラム❶ あるクレーマーの話 120

ブラキシズムに治療法はない？　122
●治せなくても軽減できる方法はある！　122
●現在行われている治療の問題点　123
有効で確実な治療法、スプリント療法　126
●安全で副作用がない　126
●20年以上スプリント療法を続けている患者さんのケース　128
●2000人以上にスプリント治療を行ってみて……　129
●1週間で改善した患者さんのケース　131
●歯科で使われるのは、どんなスプリント？　132
●治療の手順　135
●成果をあげるために必要なこと　137
●一生ブラキシズムと付き合ったKさんのケース　139
並行して行いたい補助療法　144
●私が行っているブラキシズムの治療　144
●自分でできる自己暗示療法　146
●噛み癖の習慣を変える「行動変容療法」　148

新しいブラキシズムの治療 151

● 咬合調整での治療 151

● 歯列矯正や、ボツリヌス菌の利用も効果がある……？ 153

オーラル・リハビリテーションという考え方 155

● お口全体の機能を回復させるリハビリ治療 155

● 咬合学に基づいた治療が基本 157

第5章

大事なお口を守るための予防歯科医療

一生自分の歯を使い続けるために 160

● 予防のために呼ぼう？「国民皆歯科健診」の行方 160

● 何年もお口の状況を放置された残念な患者さんのケース 161

● オーラル・フレイルという新しい問題 164

自分のお口は自分で守る 166

◎患者さんとの残念な会話の数々 166
◎虫歯も歯周病も生活習慣病 168
◎予防歯科医療は患者さんが主役 170

ブラキシズムに耐えられるお口を作る 171
◎かけがえのない歯を守るために大切なこと 171

第6章 歯科医院との上手な付き合い方

歯は一生の宝もの 176
◎歯にはダイヤモンド以上の価値がある 176
◎「8020」はゴールではない 177

保険診療の上手な受け方 180
◎保険診療ですべての治療ができるわけではない 180
◎保険診療の限界を知る 182

◉保険診療を上手に利用する 185
コラム❷ 理不尽な保険診療の話 187
患者さんと医療者の二人三脚で歯を守る 188
◉一生持つ治療はない 188
◉お口全体を考えた治療を 190
◉犬歯を抜かれた残念な患者さんのケース 191
◉大事な歯を二人三脚で守る 193
おわりに 195

第1章

あなたのお口の悩み、「ブラキシズム」が本当の原因かもしれません

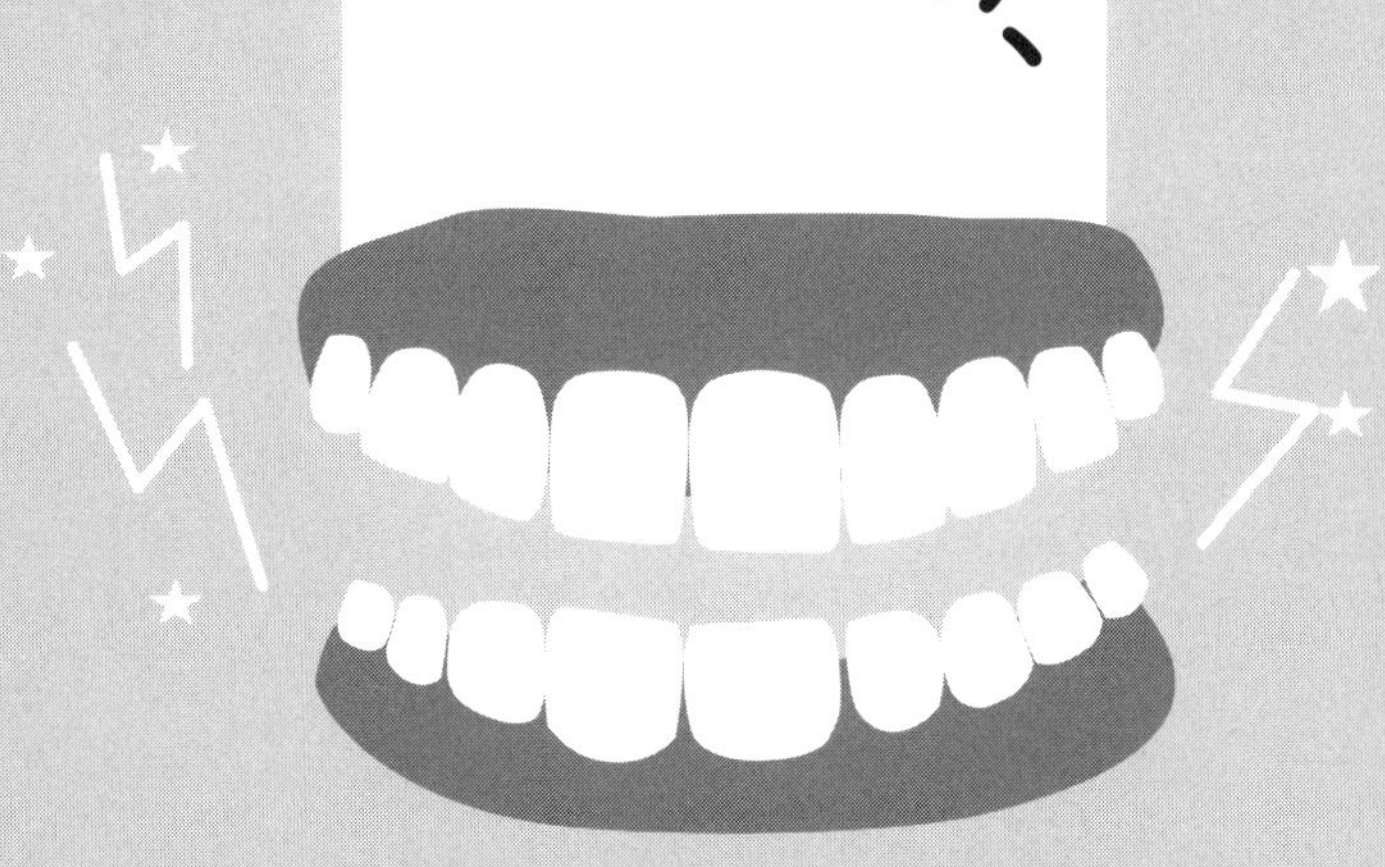

「ブラキシズム」って何？

病気ではないけれど、困った習癖

「ブラキシズム」と聞いても、多くの方はピンとこないでしょう。でも、「歯ぎしり」「噛みしめ」といえば、「な〜んだ、そうか」と、わかりますね。自分もやっているかもしれないと、思い当たる人がいるかもしれません。

ブラキシズムという考え方は20世紀初頭に紹介されました。そして、20世紀後半になり、新たにストレスとの因果関係という考え方が海外から入ってきたもので、もう30年以上も前からあります。しかし世間ではまだまだ認識されていないのが現状のようです。

ブラキシズムをもう少し詳しく説明すると、歯をギシギシとこすり合わせる「グラインディング」、歯を強く噛みしめたり、食いしばる「クレンチング」、上下の歯を小刻みに動かしてカチカチと当てる「タッピング」があり、これらの動作形態、習癖を総称して、「ブラキシズム」といいます。

しかしなぜ、歯ぎしり、噛みしめ（食いしばり）、タッピングをひとまとめにするのかは、不明です。おそらく、噛み合わせに関する都合の悪い習癖を全部まとめて、「ブラキシズム」と考えたのでしょう。また、これらの習癖が夜間に多いことから、「睡眠障害」の一つという捉え方もあるようです。

日本には「無くて七癖」という言葉があるように、癖がないように見える人にも、いろいろな癖があります。代表的なのが、「貧乏ゆすり」ではないでしょうか。この癖は無意識に行っていることが多いため、他人から注意を受けてもなかなか直せません。

「舌打ち」が癖になっている人もいます。これも、「人に悪い印象を与えるから」と身内の方に注意されていても、直らない癖の一つです。意識して直しても、しばらくすると、知らず知らずのうちにまたやってしまい、まわりに不愉快な思いをさせてしまったという経験をお持ちの方もいるでしょう。

ブラキシズム自体も癖で、病気ではないというのが一般的な見解です。しかしこの習癖は、長い人生の間でお口の中にいろいろな問題を起こす、大変困った〝悪習癖〟なのです。そのことは、近年の医学、歯科医学の研究結果からも明らかになっています。

Dr.スラブチェックの慧眼

私が「ブラキシズム」という概念を初めて知ったのは、オーストリア・ウィーン大学の医師であり、歯科医師でもあるDr.ルドルフ・スラブチェック（スラビチェックともいう）が来日した折の講演会でした。もうずいぶん前のことですが、壇上から、会場にいる我々を指さして、「ブラキシズムはほとんどの人が、多かれ少なかれしている習癖である」と言っていた姿を、いまでも憶えています。

私はその前から、歯ぎしりについていろいろ調べていたりしていました。しかし当初は、歯ぎしりのことを患者さんに説明してもなかなか理解してもらえず、困惑されたり、治療を続けてもらえなかったり、さらには「嘘つき医者」呼ばわりされたこともあります。

そういう、心が折れるような時代もありましたが、日々やっていくうちに、これは大きな問題ではないかと思うようになりました。そんなときにブラキシズムという概念を知り、力を得た思いでした。

咬合学の権威でもあるスラブチェック先生が、世界で初めて提唱した「誰にでもブラキシズムはある」という概念は、その後世界中で追試、検証されて、ほぼ正しいことが認められています。

ブラキシズムは、歯ぎしりだけの人もいれば、歯ぎしりも噛みしめもある人もいます。起きる頻度や程度（強さや持続時間）も人によってマチマチで、軽い人から、強い力でギリギリこすり合わせている人まで、千差万別です。しかも、ブラキシズムの多くは、夜間、眠っているときにしているので、知らずにしている（自覚しないでいる）人が大半です。

そうしたこともあって、ブラキシズムの診査診断方法は統一されておらず、それもブラキシズムの判定を困難にしています。

また、この行動は、ストレスブレーク（ストレス発散）のために行っていることなので、やめさせてはならない。むしろ逆に、積極的にやらせたほうがよい、という考え方もあるようです。つまり、上手にブラキシズムを行わせるほうがよい、というのです。

このように、ブラキシズムについては評価が定まっておらず、わからないこともたくさんありました。

その後私は、地元の勉強会（長野県歯科医療管理学会）に参加して、ブラキシズムについても勉強するようになりました。また、歯学界では、神奈川歯科大学元学長の佐藤貞雄先生や、ＴＣＨ（後述）研究の第一人者である木野孔司先生（木野顎関節研究所所長）たちがブラキシズムの科学的な解明を進められており、この十数年でようやく、ブラキシズムのことがいろいろわかってきたようなのです。

問題は、本人に自覚がないこと

ブラキシズムの大きな問題は、無意識のうちに行われていることです。なぜ無意識かというと、「スリープ・ブラキシズム」といわれるように、夜間、寝ているときにしていることが多いからです。昼間のブラキシズムでも、強いストレスがあったり、何かに熱中・集中しているときは、本人はほとんど気づかずにしています。

私が、患者さんに、「歯ぎしり、してませんか」と聞いても、

「そんなもん、しとりゃあせんよ」

「家族にも誰にも、そんなこと言われたことありません！」

という返事が返ってくることが多く、怒って、治療時につけている紙エプロンを投げ捨てた患者さんもいました。

実は私も、自分の歯ぎしりを知りませんでした。それを知ったのは、友人たちと冬山にスキーに行ったときです。一日滑ってヘトヘトに疲れて、温泉に入ったあと、みんなで酒盛りをして酔っ払い、相部屋で寝ました。明け方目が覚めたとき、「ギリッ！ギリッ！ギリッ！ギリッ！」、しばらくすると別の方向から、「キュイッツ！キュイッツ！　キコキコ」と、妙な音が聞こえます。何の音だろうと思ったら、友人たちの歯ぎしりの音でした。

起床後にその話をすると、「何言ってるんだ、勝手に先に寝たお前の歯ぎしりの音で、みんな、眠れなかったんだぞ！」と言われて、まさに絶句！　目が点になりました。

また、ブラキシズムは、いったん始まると、自分でなかなかコントロールできません。寝ているときはもちろんのこと、日中にしていても、それを自分でコントロールするのは

難しいのです。

ブラキシズムは悪しき習癖ですが、そうであるがゆえに、これを治す治療方法や、お薬はありません。いちばんの治療法としては、患者さん自身がまずそれを認識することですが、無意識でしていることを認識してもらうというのも、至難のことです。

しかし、ご本人がこの悪習癖を意識しない限り、ブラキシズムは進行し続け、お口の中は悪化の一途をたどります。反対に、ご本人が「やめよう」と意識するだけで、自己暗示ができて、ブラキシズムが止まることもあるようです。

こうした治療法については、第4章で改めてお話しします。

なぜブラキシズムが怖いのか

こんな兆候は、ブラキサーのサイン？

歯ぎしりや噛みしめは誰にでもある習癖ですから、とくに問題がなければ、放置しておいてもかまわないと思いますか。私も歯ぎしりがありますが、あまり歯もすり減っていませんし、いまのところ困るようなこと（知覚過敏や噛んで痛い歯の問題）は起きていません。しかし、多くは無自覚にしていることですから、知らないうちにお口に悪影響を及ぼしていることがあります。

たとえば、みなさんの中には、次のような兆候はないでしょうか。
・歯ぐきが退縮して、歯が伸びてきた。歯の根が見えてきた。
・歯の付け根（歯肉との境目）がくぼんだり、えぐれてきた。付け根に段差ができてきた。
・冷たいものをとると歯や歯ぐきがしみる。何本もの奥歯がしみる。
・詰めものやかぶせてあった銀歯などが外れたり、取れたりする。
こうした変化は、ブラキシズムの力のせいかもしれません。

また、歯科医師であれば、患者さんのお口を見ただけで、ブラキシズムがあるかないかわかります。ブラキシズムのある人（ブラキサー）には、共通の歯の形があるからです。

これはみなさんでもわかりますから、一度鏡でご自分のお口の中を見てください。

まず、正面の歯から三番目にある犬歯（糸切り歯）の先は、どうなっているでしょうか。犬歯は、糸切り歯というように歯の先が尖っています。ところが、それが尖っていないで、ナイフで切り取ったように平らになっていませんか。

もう一つは、前歯や奥歯の歯の頭が削れて、中の象牙質（少し黄色味がかった部分）が見えていませんか。

こうした歯の減り方や削れ方は、決して食事ですり減ったものでも、長く使っていたからでもありません。歯の表面は、エナメル質という硬い層で覆われています。この硬さは、自然界ではダイヤモンドに次ぐといわれるくらい硬いもので、食事や、長く使っていたくらいで減るようなものではないのです。

なぜそんなに硬いエナメル質がすり減るのかというと、エナメル質同士が強い力でこすり合わされて、少しずつ表面からなくなっていくからです。硬いダイヤモンドを、ダイヤモンドの粉で研磨するのと同じ理屈です。

その結果、エナメル質で覆われていた中の象牙質が出てきたり、犬歯の先が平らになったりして、冷たいものがしみたり、痛みが出てくるのです。

ブラキシズムが歯を壊す！

お口には、歯ぎしりをしたり、噛みしめたりするたびに大きな力がかかっています。その力は、通常の咬合力の3～5倍あると、これまではいわれていましたが、近年では6～7倍もあるという報告もあります。この強い力によって、歯は押しつぶされ、こすられ、曲げられていきます。その結果、虫歯でもないきれいな歯が、割れたり欠けたりしてきます。

またその力は、歯を支えている歯ぐき（歯肉やあごの骨）にも影響を及ぼします。歯の根のまわりの組織がブラキシズムの力で押しつけられると、血流が悪くなり、免疫細胞などが十分供給されなくなって、歯周病が進行していきます。

さらに歯そのものが動いて、噛み合わせが変わってきたり、噛むと痛みが出たりして、食事がしにくくなってきます。

このように、誰にでもある小さな癖が、長い間に、お口や歯の機能に重大な影響を及ぼすことがあるのです。

実際にお口の中を時間と共に経過観察すると、確実に、ブラキシズムの影響と思われる変化が現れてきます。

◎歯への影響

歯ぎしりがあると、まず、歯がすり減って削れてきたり（咬耗）、歯の頭が欠けてきたり、治療したあとの詰めものやかぶせもの、充填物が外れたり、歯の一部と共に欠けて一緒に取れてきます。

最悪の場合、かぶせものや差し歯（歯根に支柱を立てて人工歯をかぶせる治療）ごと、歯根が割れることもあります。

過去には、虫歯でもなく、歯科治療を受けた痕跡もない歯が、突然歯冠から歯根まで竹を割ったように縦に二つに割れてきた患者さんもいました。こういうときは、たいていの

歯が割れた患者さんの例

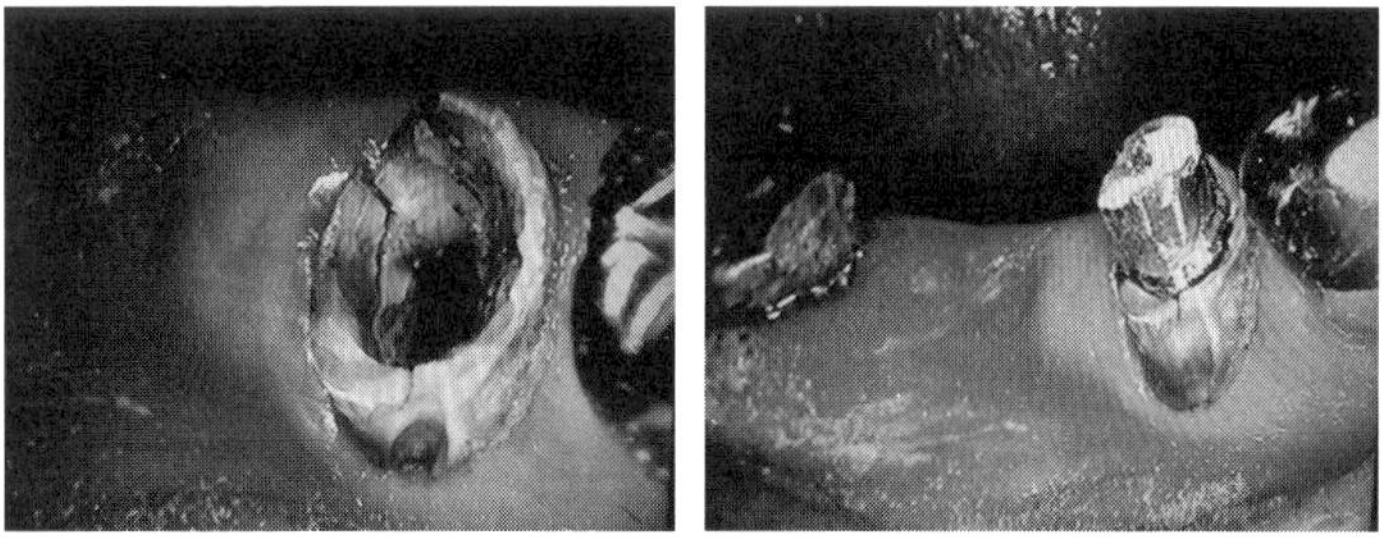

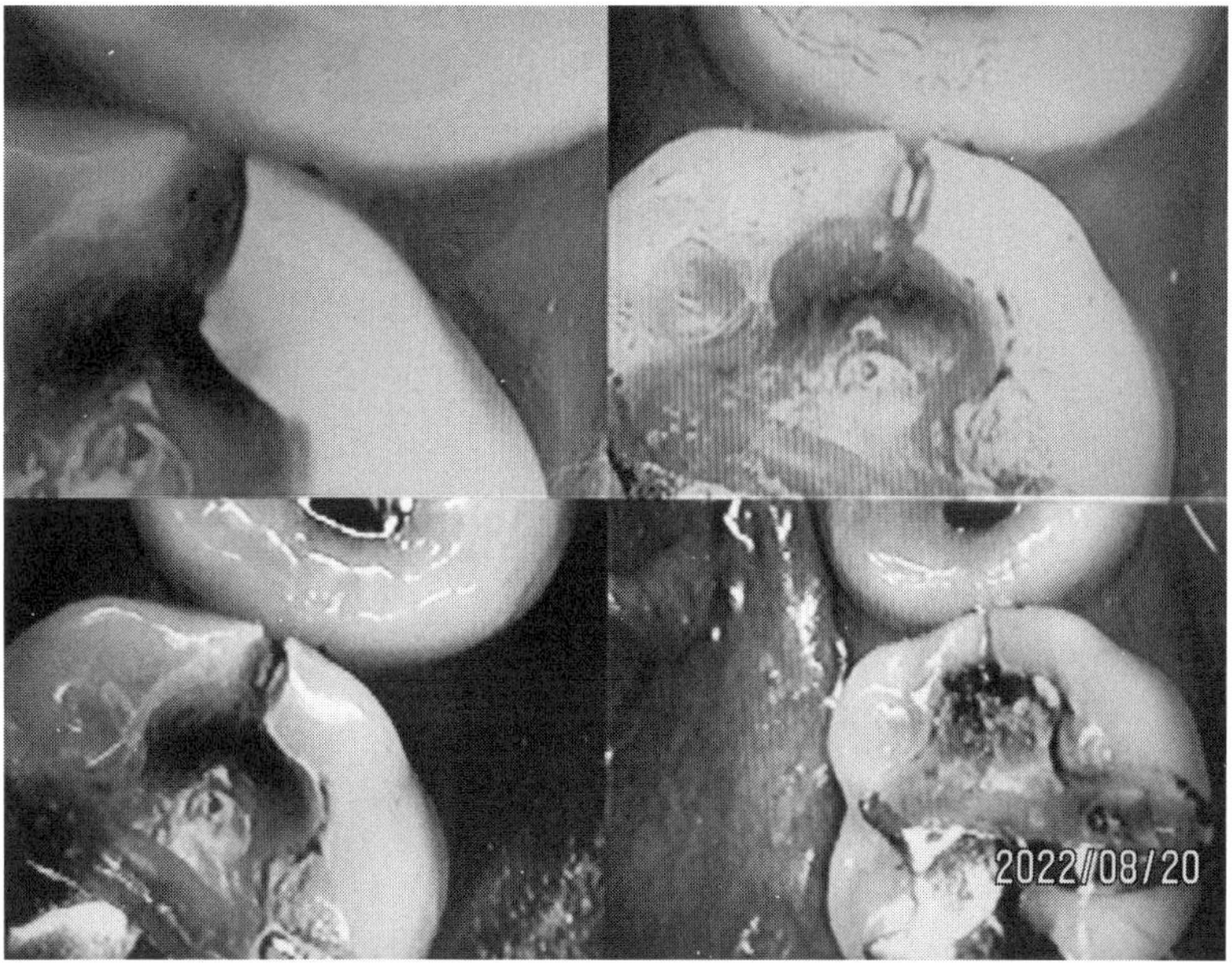

補綴物を除去したところ、歯が割れていた患者さんの例

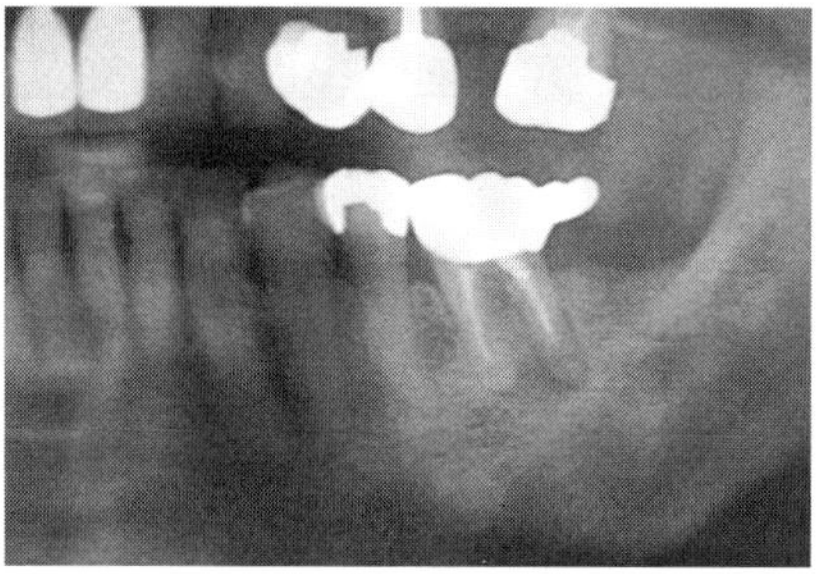

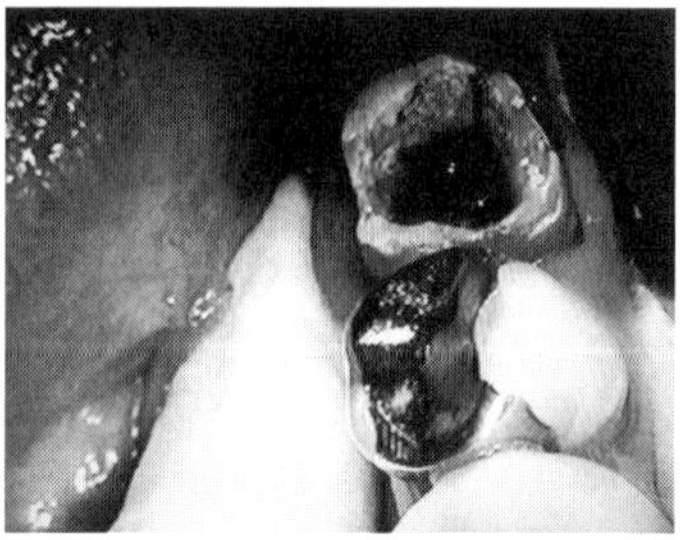

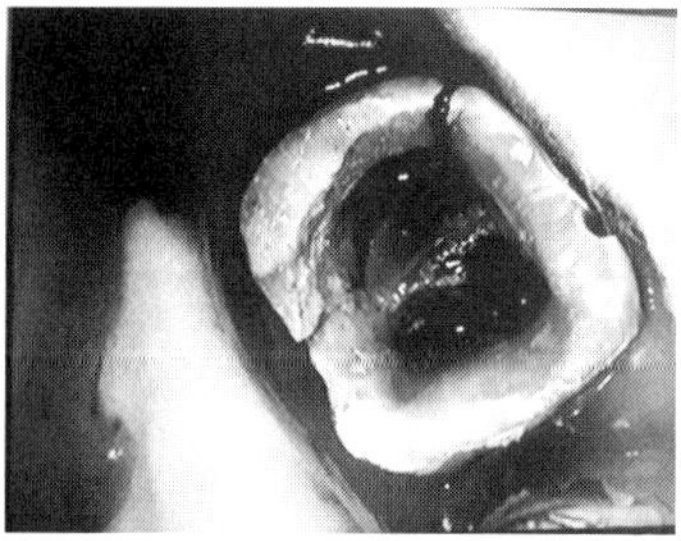

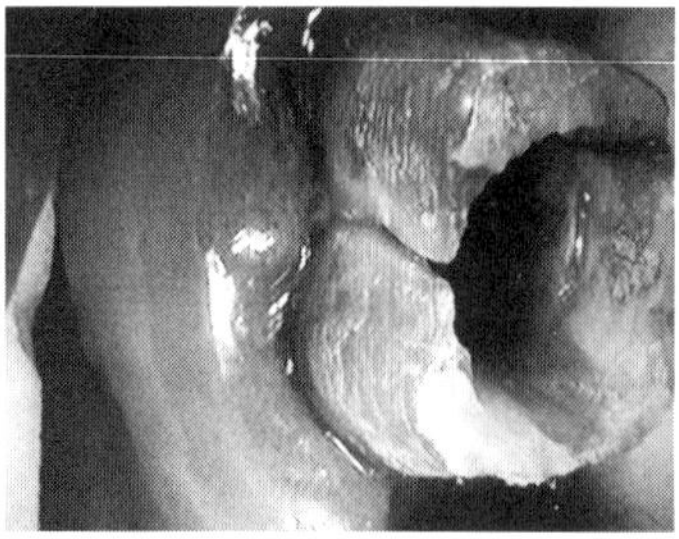

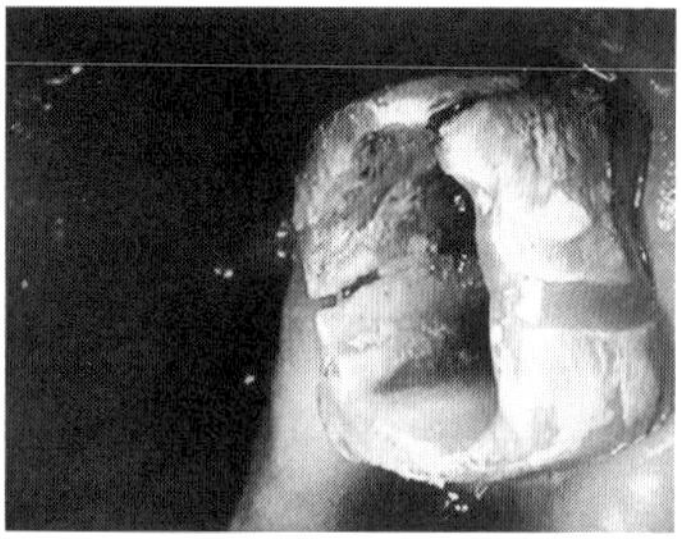

場合、歯は抜かれる運命にあります。

また、「クサビ（楔）状欠損」といって、歯の付け根がえぐれることもあります。これについては間違いなく、ブラキシズム、つまり歯にかかる「力」の問題だということが、科学的に証明されています。クサビ状欠損は特定の歯だけに現れる人もいれば、犬歯から奥歯まで、程度の差はあるものの、全部の歯に現れる人もいます。

また、歯の表面がなくなっていったり、奥歯などの歯の咬合面がすり減って、象牙質が露出してきます。象牙質はエナメル質よりも柔らかいので、削られてくぼみが進行していくこともあります。

噛みしめや食いしばりは、目で見てわかるような変化はあまりなく、普通はなかなか歯を見ても影響は現れません（特殊な光を当てて見ることで表面のヒビ割れなどを顕微鏡などで観察することはできます）。しかし、強い力が何万回、何十万回かかると、歯が破折します。当院の男性の患者さんで、虫歯が一本もないのに、なんと、歯が真っ二つに縦に割れてしまった方がいました。真っ二つに割れなくても、ヒビが入ってしみたり、ヒビが根っこまでつながって、やがて歯を失う人もいます。

このようにブラキシズムがあると、虫歯でも歯周病でもないのに、歯を失うことになるのです。

◎**歯ぐきへの影響**

歯肉が退縮してくると歯が伸びてきたように見えたり、歯の根のまわりの骨の吸収が進んで、歯の根っこが見えてきます。また、歯ぐきの血流が悪くなって、歯ぐきの中で骨や歯肉の炎症を抑えることができなくなり、歯ぐきの炎症が悪化します。こうしたことが、歯周病を進行させます。

◎**原因不明のお口の症状**

虫歯もなく、クサビ状欠損もないのに、知覚過敏を起こす人がいます。これは、食いしばりや噛みしめがあって常に強い力が歯の中の神経に加わり、神経が興奮して、知覚過敏を起こすからだといわれています。

また、この場合、原因不明の歯の痛みや咬合痛（虫歯でないのに噛むと痛い）で、何軒も歯科医院をハシゴしているという患者さんを、これまで数多く診てきました。長年患っていた原因不明の偏頭痛が、食いしばりや噛みしめが原因だったという患者さんもいます。

こうしたことの他に、修復物や補綴物の破壊（破折）、セラミックでできた歯の欠けやヒビ割れなど、治療した歯や補填物も壊されます。

また、虫歯や歯周病、顎関節症の発症や増悪にも関わっているといわれています。それらについては、後の章で詳しくお話しします。

ブラキシズムのお口への影響

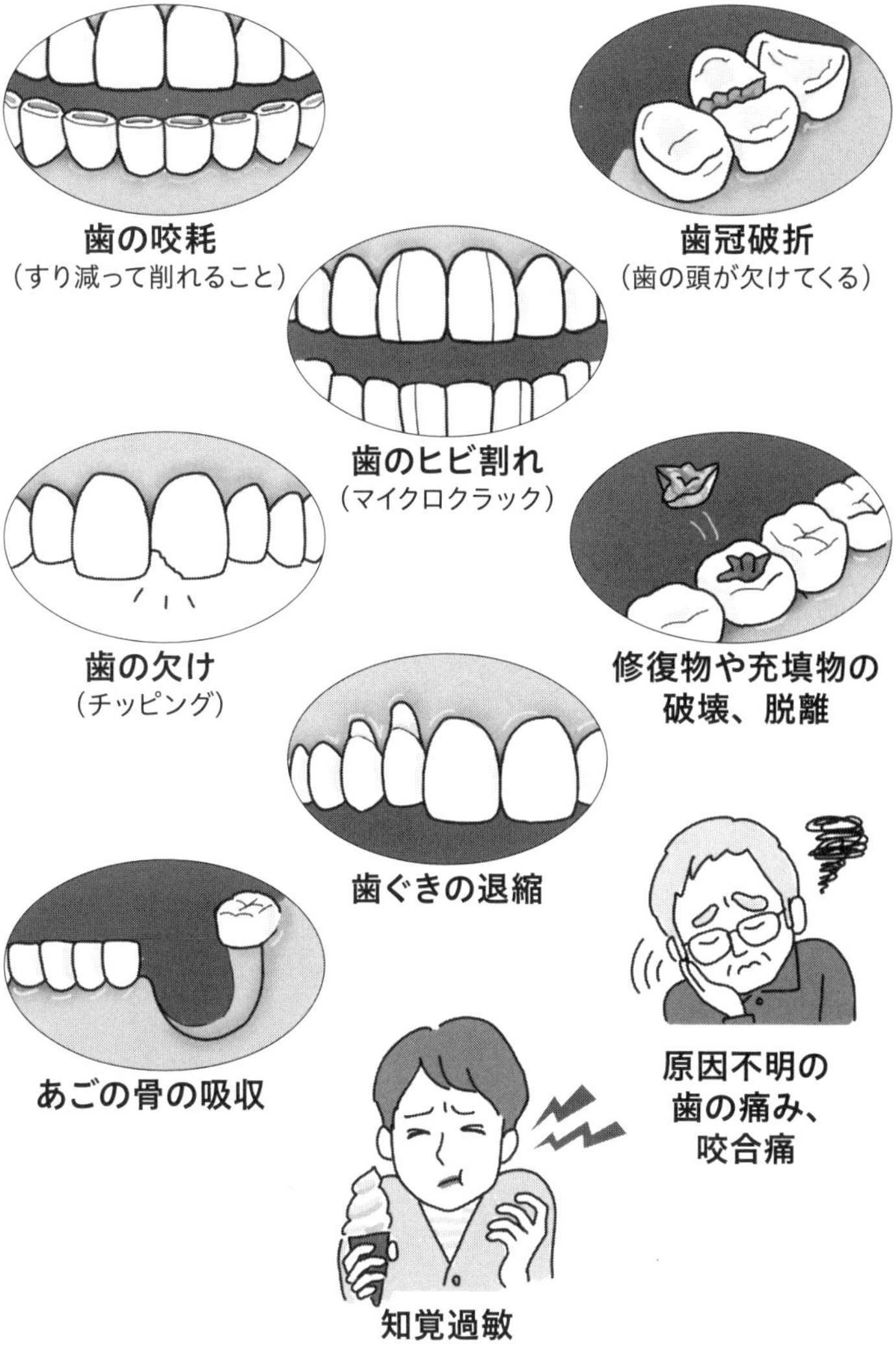

●歯根破折で抜歯した患者さんのケース

ある冬の寒い朝、診療室に一番に入ってこられたKさんは、それまで一度も歯医者にかかったことがないという患者さんでした。お口を覗くと、虫歯での治療痕(治療をした後)がないきれいな歯並びと、しっかりした噛み合わせのお口でした。「素晴らしい〜!」と心の中で感嘆しました。

Kさんの主訴は、「朝起きたら噛むと痛い、歯磨きのときに口をゆすぐとしみる、とくに上の奥歯がしみる」というものでした。

「どこの歯がしみますか?」

「左の上の奥歯かな〜」

左上の奥歯に歯科治療器具の3ウェイシリンジ(空気と水が出る治療器具)で、風と水をかけましたが、あまりしみないようでした。次に打診という診査で、一つひとつの歯を叩いていくと、左上の一番奥の歯がとくに響くようでした。

「この歯ですか?」

「う〜ん、そうかな? いまはあんまり痛くなかったけど、前の歯より少し強く響く感じかな〜」

しかし、その後の動揺度検査では、なんと、一番奥の歯（第二大臼歯）が前から奥にかけて、歯冠から歯根まで真ん中から真っ二つに割れていたのです！　さわると、外側の割れた歯が動いて、歯の真ん中に割れ目が見えました。

「一番奥の歯が割れていいて、抜かなければなりませんね〜」

「えっ！　割れている？　抜かなきゃダメなのかな？」

Kさんは、ひどく驚かれた様子です。

その後、レントゲン写真を撮りましたが、割れてから間もなくのことなので、歯根周囲にあごの骨の吸収増は見られませんでした。歯が欠ける程度ならば、修復処置や補綴処置で、抜かずに残せます。しかし、歯の根までヒビが入っていたり、歯根まで割れたものは、たいてい残すことはできません。無理に残しても、その後にツケが回ってきて、結局歯を抜くことになります。

Kさんの口腔内の他の臼歯部（奥歯）を見ると、咬合面（歯の噛む面）の頭が削れて、平らな面が上下左右に何本もあります。上下の犬歯（糸切り歯）も、歯の尖がりが削れて平らな面が見えました。

これは、長年、患者さんご自身が、毎日少しずつ歯をこすり合わせて削ってきた結果で、歯ぎしり型のブラキシズムによる咬耗だと思われます。年齢を重ねると、誰にでも少しは見られるお口の変化です。さらにこの方の場合は、食いしばりもあるようです。

「Kさん、かなりの確率で、あなたはブラキサーですよ」

と、ブラキシズムの内容の説明と共に、お口の状況をお伝えしました。

「いや〜、硬いものはときどき噛むことはあるかもしれんけ〜ど、そんなに歯を割るような噛み方はしとらんと思うよ、かみさんと一緒に寝とっても、そんな歯ぎしりをしとると言われたことはないけどね〜」

「ご自分が歯ぎしりをしていると自覚している人は、滅多にいませんよ。逆に、知ってるよという方がいらしたら、何でご存じなのか、こちらから聞くくらいですよ。それぐらいご自身に自覚がないのが、ブラキシズムの厄介なところなんです」

ご本人には、なかなか理解してはいただけませんでしたが、お口の中を見ることのできるカメラで割れている歯を見せて、説明したあとに、割れた歯を抜くことには同意していただけたので、その場で抜歯をしました。

抜歯した歯をお見せしたところ、

「ほんとだ〜、確かに真っ二つに割れてるね〜」

と、大変驚かれていました。

その後、歯を抜いたところは、補綴治療（歯のないところに人工の歯を入れて噛めるように機能回復する）をしなければならないことを説明しましたが、Kさんも多くの方と同様、忙しいためなのか、抜けたまま放置してしまいました。

その年の終わりごろ、何とまたKさんは、左上の奥歯（奥から2番目、正確には1本なくしていますから、3番目ですが）の頭が割れて、再来院されました。このときは抜かずにすみ、歯の中の神経を取って根の治療をし、補綴治療（かぶせる治療）を行いました。

そのときの様子が次ページの写真です。

Kさんはその後20年近く当院に通っておられましたが、途中からスプリント治療の「ナイトガード」を使用していただいています（スプリント治療については第4章参照）。しかし、少しずつ歯がなくなり、入れ歯の本数がだんだん増えて、入れ歯自体が大きくなっていきました。これでは、快適な食生活とは、なかなかいえないように思います。

ほかにもいろいろ、ブラキシズムの恐ろしい事例がありますが、食生活は満足ではないにしろ、何とか妥協しながら、生活されている方が多いようです。

しかし、ブラキサーの方の中には、不調の原因がわからず、ドクターショッピングのごとく、何軒も歯科医院を転々としている方もおられます。

Kさんの口腔内

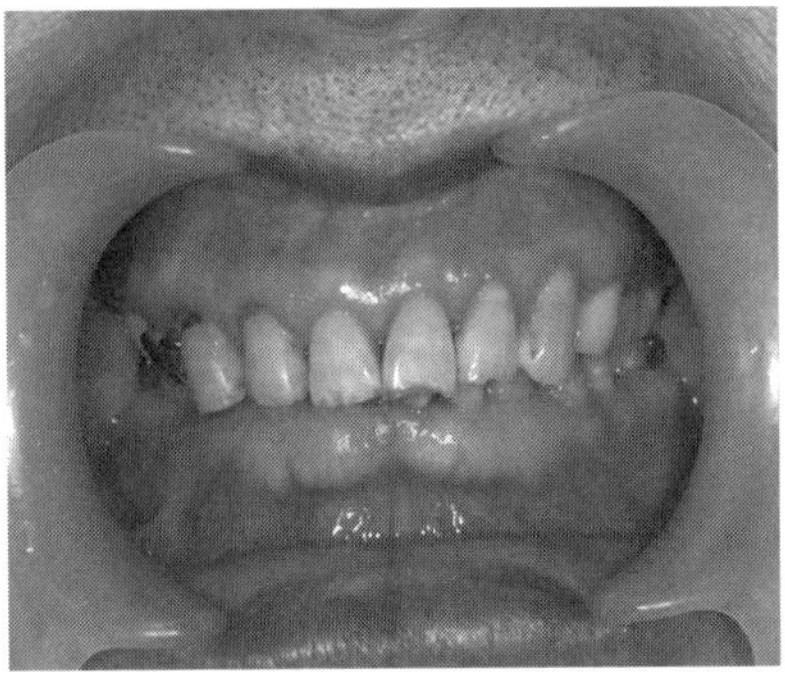

正面

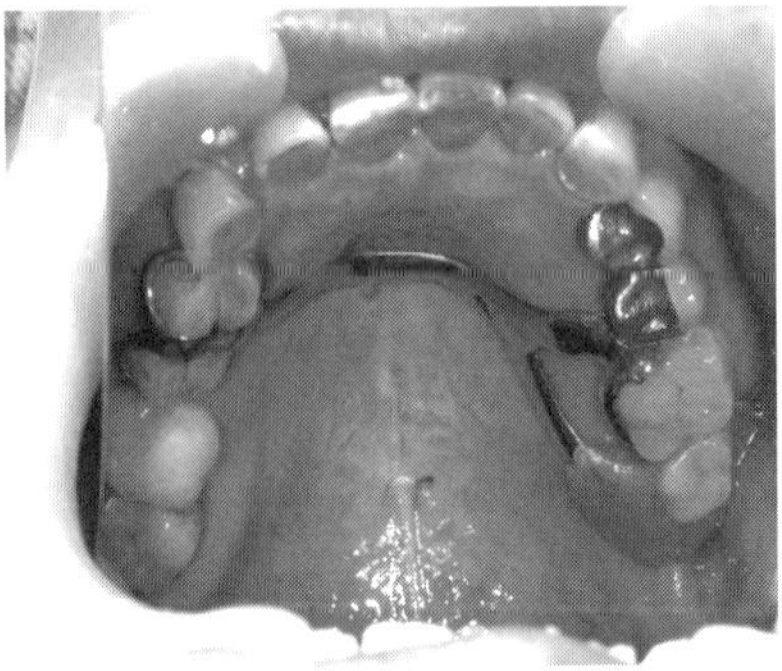

上顎

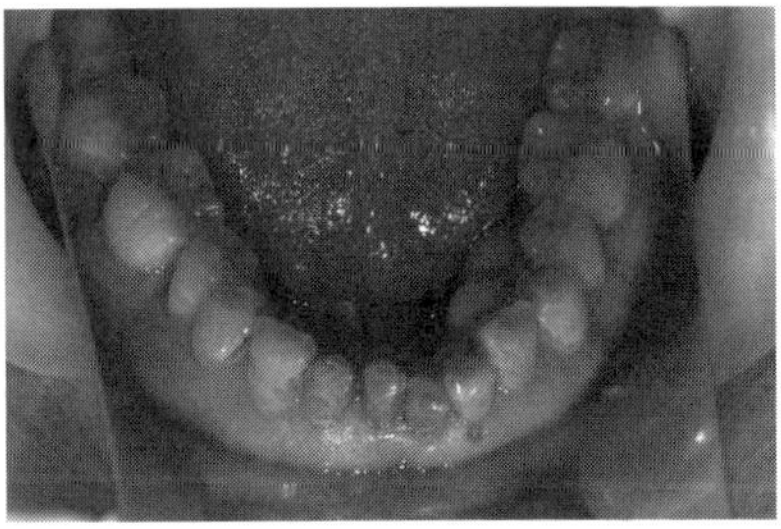

下顎

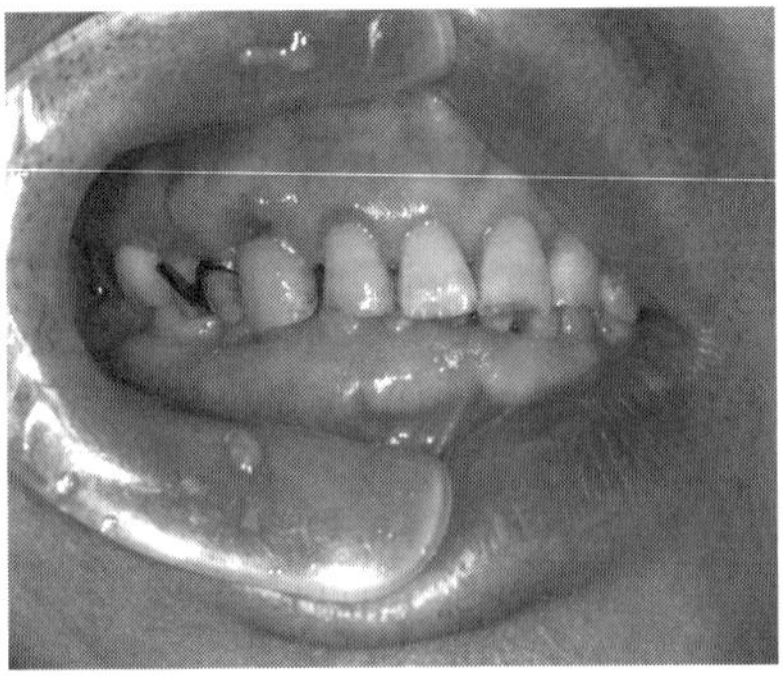

右側

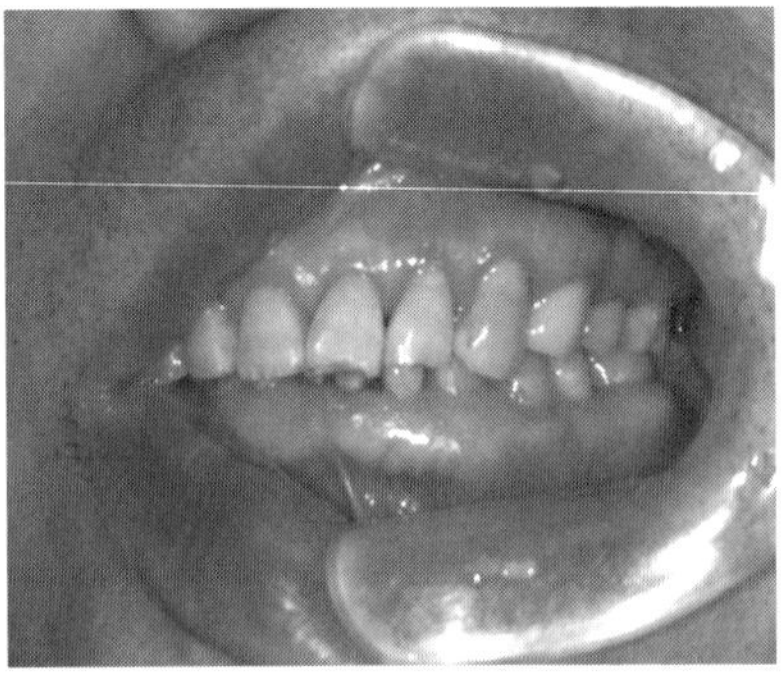

左側

ブラキシズムのお口と全身への影響

歯をこすり合わせたり、強く噛みしめたりすれば、歯だけでなく、あごの骨やあごの関節、その周囲の筋肉にも悪い影響が及びます。あごがカックンカックンと音がしたり、口が開きにくくなったり、顎関節に痛みが出るなど、顎関節症を発症させる要因になったり、頭痛や肩こりを訴える人もいらっしゃいます。

歯周病の治療で知られる長野市の開業医、谷口威夫先生が行った講演（日本歯科医師会主催全国セミナー）や先生の著書を参考に、ブラキシズムの全身への影響をまとめました。これを見ると、お口のまわりだけにとどまらず、肩、腕、腰など、広く影響が及んでいることがわかります（次ページのイラスト参照）。

歯は、お口の成長・発育に合わせて、6歳前後から11〜13歳頃までに一度だけ生え変わります。その後は、新しく歯が生え変わることはなく、出てきた永久歯（大人の歯）を一生使い続けなければなりません。

その歯をどのように守れば、一生使い続けられるでしょうか。

人生88年として、私たちは6歳頃から生え始めてきた永久歯を、80年以上にわたって守り続けなければならないのです。いくら硬くて強い歯でも、それが簡単ではないことは、

ブラキシズムによって起こる可能性のある さまざまな障害

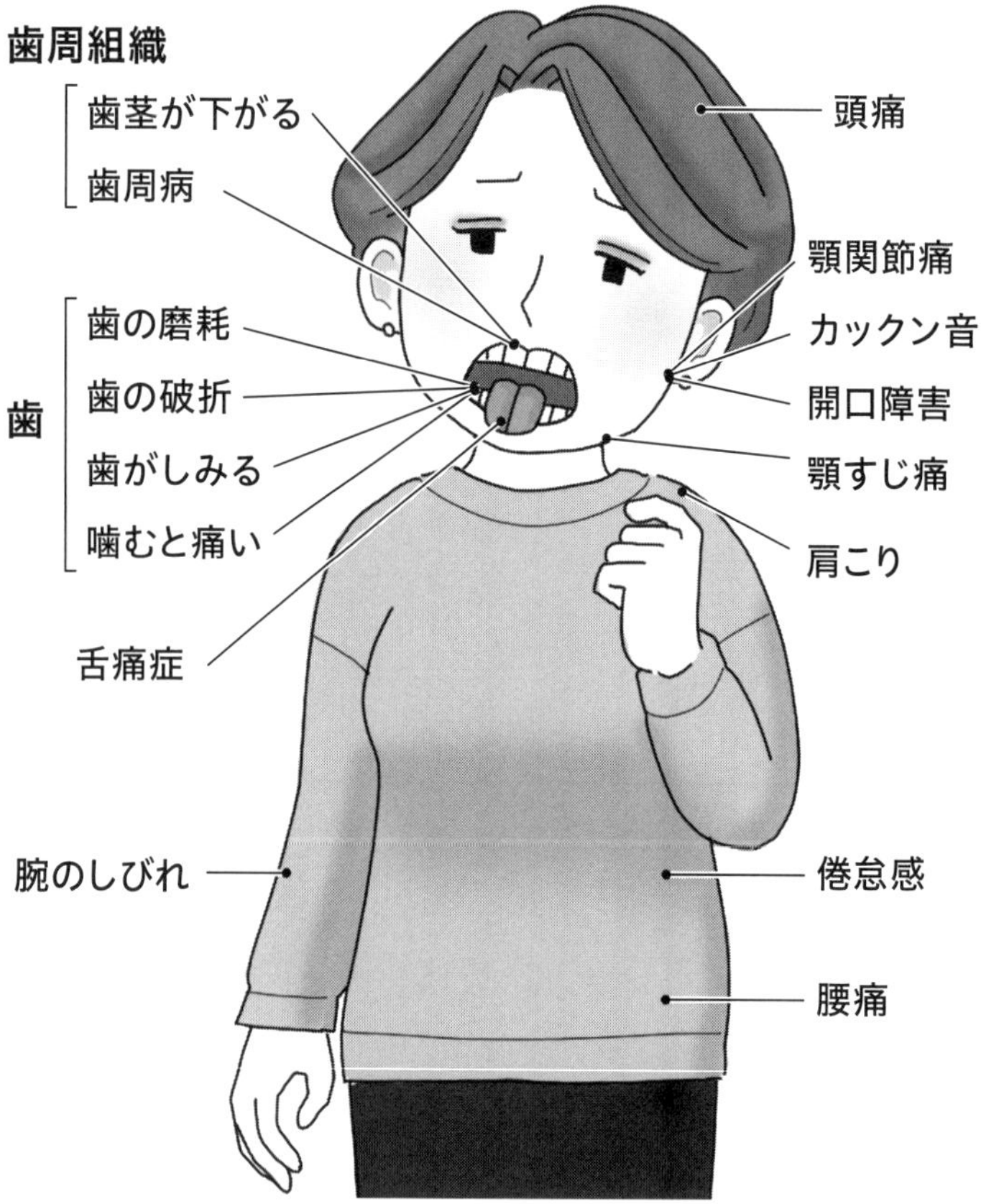

これらの症状のすべてがブラキシズムから来るわけではありませんが、症状の誘因になっている可能性は否定できないと考えられます。

容易に想像がつくでしょう。

私がみなさんに強調しておきたいことは、ブラキシズムがその邪魔だてをする最大の要因である、ということです。少なくとも私は、そう思っています。

● 知覚過敏の患者さんのケース

知覚過敏がなかなか治らなかったり、よくなっても、また何度かくり返す原因に、ブラキシズムがあります。その事例を紹介しましょう。

ある寒い日の午後、若い女性の患者さん、Mさんが来られました。Mさんの主訴は、左右の奥歯がしみて困っている、というものでした。

お口の中を診査してみると、奥歯はすべてあり、深い虫歯や大きな穴が開いている歯はありません。歯並びもきれいで、噛み合わせはあまり凸凹はないのですが、犬歯（糸切り歯）の先は上下左右とも4本の頭がすべて削れていて、平らな面がありました。典型的なブラキシズムのお口の歯の形です。噛んでもらうと、噛み合わせのバランスはよく、奥歯が当たっています。

しかし、歯ぎしりをして、左右にあごを動かしてもらうと、犬歯同士が当たるときに、ちょうど歯の先の平らな面が当たり、ぴったりと平らな面同士がくっ付く状態でした。そのときに奥歯は、上下4本ずつで当たる状態で、犬歯のすぐ後ろの小臼歯（奥歯の4本あるうちの手前2本）の当たるところに、少しですが、歯のすり減りのファセット（人工的に削れた面）が見られました。

打診（歯をピンセットなどで叩いて行う診断）での痛みはなく、歯の動揺もないようです。しかし3ウェイシリンジで水をかけると、歯がしみる、空気をかけてもしみるとおっしゃいます。いわゆる、知覚過敏の状態です。

通常、知覚過敏の症状があるときは、知覚過敏処置のお薬を歯に塗るのが一般的です。私も、ほかの患者さんには知覚過敏処置をすることがありますが、Mさんには、このときは別の処置をしました。なぜなら、Mさんはこのときが初めてではなかったからです。以前も、冬になると歯がしみると言って治療に来られており、前年の冬も同じ治療をしました。しかも、今回で3回目です。

このときも、Mさんには知覚過敏処置ではなく、ある方法で噛み合わせを調整して、次回まで様子を見ることにしました。「まだかなりしみたり、特別なことがあれば、連絡をくださいね」とお話しして、一週間後の予約をしてもらいました。

一週間後、Mさんが来院されました。

「その後、治療してからいかがでしたか？」

「そうですね、翌日やその翌日くらいまでは少ししみましたが、その後はもうしみなくなりました」

「そうですか、それはよかったですね。これで、しみる原因はもうおわかりですよね？」

「………」

「そろそろスプリント治療を受ける気になりましたか？　今回は、マウスピースを作りますよね？」

「今回もしみなくなりましたので、また考えてみます」

「え〜、また今回も作らないんですか？　また後日、同じ目にあいますよ」

「そのときにはまた来ますので、よろしくお願いします」

「………？」

次はもう来ないでくださいねとは、さすがに言えませんでしたが、あれだけ説明してもブラキシズムが理解されないことに、愕然としました。

知覚過敏の原因は、もちろん虫歯のときもありますし、歯ぐきがやせて歯頸部（歯の歯冠と歯根の境目）の歯肉が下がり、歯根が出てきてしみることもあります。歯頸部にできたクサビ状欠損部がしみることもあります。

しかし、虫歯でもなく、歯根も出てきていない、クサビ状欠損もないのに、Mさんのように知覚過敏をくり返す人がいます。これは、歯の中の神経がブラキシズムの力の作用で過敏になって、歯がしみるのです。とくに冬の寒い時期に、こういう患者さんが多くなります。

みなさんの中にも、冬場はとくに歯磨きのときに歯がしみる、という方はいませんか。寒くなると、お口をゆすぐ水の温度が低くなって、冷たく感じるということもありますが、それだけでなく、ブラキシズムが関係していることも多いのです。

ブラキシズムはなぜ起きる？

冬季のブラキシズム

私の歯科医院では、毎年冬の季節（11月〜翌春の桜が咲く頃まで）が始まると、虫歯の患者さんもお見えになりますが、虫歯ではなくても、Mさんのようにブラキシズムが原因と思われる患者さんが大勢来院されます。

「食事中に銀歯が取れた、別にくっ付くもの（粘着質のもの）を食べたわけではないのに」
「朝、起きたら銀歯が取れて口の中から出てきた」（取れたものを持参して来院）
「歯が最近しみるようになってきた、歯磨きのときに口をゆすぐと水でしみる」

「最近食事で硬いものを噛むと、痛いときがある」

「今朝歯磨きしていたら、前歯が折れて口から出てきた」などなど……。

冬の寒い時期は、一日に来院される患者さんで、一人もブラキサーの方が来られない日はない、といっても過言ではありません。一日の患者さんの半分以上、6割がブラキサーだったという日もありました。

冬場に多くのブラキシズムの患者さんが来院されるのは、当歯科医院のある駒ヶ根市が、南アルプスと中央アルプスに挟まれた伊那谷にあって、昔から「伊那の三寒《さんさむ》」といわれるくらい寒いところだからでしょうか。近隣の町は雨でも「駒ヶ根は雪だねー」と言われたり、全国の天気予報を見ても、ここら辺の気温は東北地方と同じくらい低いのです。

厳しい寒さは、人間の体に多大なストレスをかけて、神経筋機構に何らかの影響を及ぼしているのかもしれません。

「歯の根が合わない」という言葉があるように、人は寒いと、体が寒さで震えると共に、歯がガチガチ音を立てて当たったり、噛み合わなかったりします。あるいは体を動かして、熱量を確保しようとするのでしょうか。その場で寒さに耐えなければならないときは、歯を食いしばったり奥歯を噛みしめて、耐え続けることもあります。

食いしばりや噛みしめは、こうした生理的な体の防衛反応の一つです。寝ているときにも、無意識にこのような生理的な体の防御機構が働いているのかもしれません。

●原因は諸説あり

ブラキシズムの原因についてはいろいろな説が出ていますが、いまだに明確には解明されていないようです。

ブラキシズムは、咀嚼筋群という、お口のまわりで開けたり閉じたりするときに使う筋肉群が、〝何らかの理由〟によって異常に緊張し、本来の役割とは違う、非機能的な動きをして、歯ぎしり、食いしばり、噛みしめなどが引き起こされるといわれています。

何らかの理由が何なのかわかりませんが、ネットやいろいろな書籍を見ると、ストレス説が優位のようです。私は、コロナ禍の2、3年前からブラキサーが多くなったと感じていましたが、コロナになって外出が制限されるようになってから、さらに増えたように思います。ですから、ストレスも無関係ではないと思いますが、エビデンス（科学的根拠）ベースでの裏付けは得られていないようです。

ほかには、筋肉のスパズム説があります。筋スパズムとは、統一定義ではないですが、神経学分野では筋攣縮《きんれんしゅく》とも呼ばれており、異常な筋収縮が一定時間持続する状態が断続的に起きることをいいます。理学療法の分野では、痛みなどに起因する局所的かつ持続的な筋緊張の状態を指しているようです。

また、咬合不調和説を唱える歯科医の先生もいます。お口の中に噛み合わせの不調和があると、それが神経筋肉機構に作用して、眠りが浅くなった睡眠時に、歯ぎしりをして咬合の不安定を解消する生体反応だという説です。

さらに、「睡眠障害」の病状の一つと捉えている説もあるようです。

いずれにしても、現在も、ブラキシズムの決定的な原因や、それに対する治療方法も、確実なものはありません。

有力視される「ストレスブレーク」説

ブラキシズムの原因は不明ながらも、その一つにストレスがあることは間違いなさそうです。ストレスは、現代人と切っても切れない関係にありますが、私も長年ブラキシズムの患者さんを見てきて、ブラキシズムにストレスの関わりは深いと思っています。

ストレスとは、体に加わったストレッサー(外的刺激要因)が原因になって、体に起きる生体反応のことです。アレルギーや頭痛や下痢、便秘、胃痛といった原因不明の体調不良から、不眠、うつ、イライラのような精神状態まで、さまざまな不調に関係しているとされ、「ストレスは万病のもと」といわれるほどです。ちなみに、寒さや暑さもストレッサーになります。

しかし、ストレスを自分でコントロールするのは難しいものです。

そのストレス・マネジメントという観点から咬合を見たとき、ブラキシズムがストレスブレークに関係していると提唱しているのが、先ほど紹介したスラブチェック博士です。博士は、「ブラキシズムは心理的ストレスを解放するために行う正常な生理機能である」ことを、これまでの研究結果から導き出しています。

その内容について、神奈川歯科大学元学長の佐藤貞雄先生が、スラブチェック先生を偲んで行ったWeb講演を基に紹介させていただきます（文意を変えない範囲で文章を多少改変しています）。

「人間は、生物の進化の過程や神経的な進化の過程で、咀嚼機関は内臓系機関であり、これが深く関係しているところは、脳の中で偏桃体と大脳辺縁系であり、脳がストレスを受けると交感神経が刺激されて優位となる。その結果は全身の機能が攻撃型の体勢へと変化することと関係しているが、脳内の交感神経刺激物質（アドレナリンなど）が下がると、副交感神経が優位となり、体内での攻撃型の体勢（体温の上昇、心拍数の亢進、血圧の上昇など）が抑えられて、安静状態になってくるのが、副交感系神経が優位となる状態なのである。

咬合は、視床下部の偏桃体、AMYGDALA：アミグダラと深く関係していて、ストレスが加わると大脳辺縁系が影響を受け、その結果から偏桃体が影響を受けると、咬合に影響が及ぶというシステムが、ブラキシズムを生むシステム（仕組み）であることがわかったようである。

ある研究、スリープスタディーからわかることは、交感神経が優位となると体の中でいろいろな影響が現れるが、ブラキシズムが起きると副交感神経が優位となり、体の中での悪影響が下がるということがわかったようである」

難解でわかりにくいかもしれませんが、簡単にいえば、脳がストレスを受けると交感神経が刺激されて優位になりますが、そのときに大脳辺縁系を介して咬合が影響を受け、強く噛んだり歯ぎしりをすると、副交感神経が優位になって全身の機能が攻撃型から安静状態に変わる、ということのようです。

動物実験でも、ネズミにストレスを与えると交感神経優位になって、体が闘争モードになります。割り箸のようなものを噛ませ、それをかじらせていると、交感神経ホルモンのアドレナリンが下がって、闘争モードも解除されるようです。

佐藤先生も、「噛むことや、クレンチング、歯ぎしりは、ストレス物質の上昇を抑えることが実験結果や数々の論文からわかっている」と講演で述べられています。

もう一つのストレス説

歯ぎしりは、意識のある昼間は、あまりしている人はいないようです。しかし、夜、寝ている間は、意識がありません。そのときに歯ぎしりをするのは、なぜでしょうか。

脳の中では、情動的に受けた刺激に対しては、睡眠時にそのストレスを処理して、記憶や精神の安定を得ようとするようです。一方で、身体的にはストレスの解消ができないために、そのアンバランスの差を、神経筋肉機構を通じて、筋肉を動かすことで解消しているという説もあります。

以前、猫にはかわいそうですが、猫が水を嫌うという性質を利用して、ストレスを与えた実験をビデオ録画で見たことがあります。

水の入ったプールに猫が立てる小さな島を作り、そこに長時間猫を置いておくと、水が嫌いな猫は横になって眠ることができません。長時間狭い場所に立ち続けている緊張と眠れない疲労から、ウトウトして眠りそうになります。すると足元の小さな島から足を滑らせ、水の中に足が入ります。水に足がつくと、ハッとして目が覚めて起きるということを何回もくり返した結果、猫は長時間、熟睡できない状態が続くことになります。その後、ようやく解放されて、安心して横になって眠ることができたのですが、しばらくすると、猫は眠りながら激しく跳ねたり、動いたりし続けたのです。

強いストレスと体への疲労が過度に加わると、体はそれに対する反応として、神経的には筋肉の攣縮などを引き起こしやすい、ということのようです。

これは、人間にも当てはまりそうです。子どもが寝ているときに、眠っているにもかかわらず、布団をはねのけたり、暴れて布団の外や部屋の隅にまで移動してしまったりするのが、その例です。

小さな子どもさんでも、寝ているときに激しく歯ぎしりすることがあります。その歯ぎしりがあまりにも強くて、歯ぎしりの音が大きいと、「うちの子、歯が割れてしまうのではないか心配です」と、お母さんが相談に見えることも過去に何度かありました。

人間は強いストレスがかかり、それがうまく発散できていないときに、こうした筋肉の異常な反応が起きるようです。

ブラキシズムと関係が深い「歯牙接触癖(TCH)」とは?

●あなたもしているかもしれない、無意識の噛み癖

ブラキシズムと全く同じとはいえないようですが、ブラキシズムとの関係が疑われてい

る「歯牙接触癖」についても、触れておきましょう。

これは、英語で歯牙接触癖を意味する「Tooth Contacting Habit」の頭文字をとって、「ＴＣＨ」と呼ばれています。東京医科歯科大学歯学部付属病院顎関節治療部部長（２０００年当時）だった木野孔司先生たちが、世界に先駆けて提唱した言葉であり、概念です。

昼間、無意識の状態でお口を閉じていると、奥歯が上下で噛んでいる、もしくは当たっている、という癖を持っている方々がいます。この癖が、ＴＣＨです。

「口を閉じたときに、歯が当たってはいけないのですか？」

「口を閉じれば、そりゃ、普通は当たるぞ」

「昼間はバカみたいに、口を開けて生活しとれってことかい？」

「口を閉じて奥歯が当たらないように、浮かしておけってことかい？　そんなことすりゃあ、あごがガクガク動いちまって、変な感じがするで〜」

過去にこのＴＣＨについてご説明したとき、患者さんからこんなことを言われました。

昼間、お口を閉じているとき、上下の奥歯が当たっているかどうかは、あまり意識することがないと思います。みなさんも、ご自分のお口で確かめてみてください。お口を自然に閉じたとき、奥歯が上下で噛んでいませんか。

本来は、奥歯も前歯も、上下の歯が触れていないのが正常（普通）とされています。奥歯は、上下が触れるか触れないかの位置関係、もしくは、一定の距離（0・1〜2・0㎜）を置いて当たらない状態を保つことが、お口の健康上望ましいといわれています。この一定の距離を、「安静空隙量」といいます。

ご自分では、気づいていないかもしれませんが、案外、しっかり当たっていたりすることもあります。

「それが何か問題なんですか？」「当たっていてはいけないんですか？」

と、逆に聞かれることもよくあります。

通常、多くの人は、奥歯の安静空隙を保った状態でいると思いますが、そういう人でも、緊張したり、我慢したり、何かに集中しているときに、無意識に奥歯が当たっていたり、噛みしめていることがあります。

この一時的なTCHは、通常の状態に戻ればなくなりますが、なかにはそれが癖になって、いつも奥歯を当てていたり、奥歯が当たっていないと下顎が安定しなかったり、精神的に落ち着かないという人がいるようです。

少しくらいの噛み癖なら問題はないのですが、これが習慣になって長く続くと、いろいろな問題が出てくることがあります。

歯の根のまわりには、歯根膜という毛細血管や神経組織に富んだ組織があります。歯が当たっていると、その噛んだほんの些細な力の刺激が、歯根膜を通して脳に送られます。すると脳は、反射的に、「咬め！」という指令を出します。

太古の昔から、動物は食べ物を一度口からはなしたら、しばらくは食べ物にありつけないことを知っていました。ですから、咬んだらはなすな、もっと咬め！　と、脳は咬む筋肉（咀嚼筋群）に指令を出し続けるのです。ということは、歯が当たっていて刺激が加わり続ける限り、あごを動かす筋肉群は休むことができないのです。

そんな状態が続いたら、どうなるでしょうか。

長い年月の間に、歯や歯周組織はダメージを受け続けます。痛めつけられた歯にヒビ割れができる、歯が咬耗して形が変わる、噛み合わせの高さが変わる、歯並びが経年変化する、歯頸部付近の歯槽骨（歯を支えている骨）の歯根膜空隙が広がって歯槽骨吸収が進む、場合によっては、歯が欠けたり、歯が割れて抜歯になることもあります。ブラキシズムと同じような影響が出るのです。

●TCHがブラキシズムを加速させる？

私がTCHのことを知ったのは、2009年に地元歯科医師会のスタディグループ（有志勉強会）に木野先生をお呼びして、お話を聞いたときでした。当時、私はブラキシズムにスプリント治療（第4章参照）をしていましたが、効果がある患者さんがいらっしゃる一方で、なかなか思うような結果が得られない患者さんもいらっしゃいました。

そんなときにTCHのことを知り、ブラキシズムとの関係を考えるようになりました。

まず思ったのは、夜間はブラキシズムがなくても、昼間TCHがあり、それが習慣化したら、噛みしめ・食いしばりに結びついていくのではないだろうかということでした。

しかも、力仕事のときや緊張したとき、極度に不安が強くなったり、ストレスがかかるようなとき、じっと我慢しているとき、何かに集中しているときなどに強く噛みしめることで、ブラキシズム（夜間の歯ぎしりや昼間の噛みしめ、食いしばり）も加速するのではないかと思ったのです。

そこで、TCHの考え方を治療に導入するようになりました。ブラキシズムのある患者さんに、TCHを意識して、生活習慣を見つめ直すようにアドバイスしたところ、よい結果が出てくる患者さんが現れるようになり、それなりの成果を感じるようになったのです。ブラキシズムの改善に向けて、一筋の光明が見えてきた！　と思いました。

木野先生は顎関節症がご専門で、その治療に長年携わってこられました。木野先生たちの研究では、顎関節症の患者さんにTCHの人が多く、この癖が顎関節症の治療成果を上げられない要因であるらしいことがわかってきたのです。歯やあごの骨や関節、周囲の筋肉が丈夫な人を除いて、ＴＣＨのある人は、筋肉症状や顎関節症状が出やすくなるそうです。ブラキシズムも、同じようなことがいえるのではないでしょうか。

もちろん、ブラキシズムイコールＴＣＨではありません。夜型の歯ぎしりや食いしばりと、昼間型のＴＣＨや噛みしめとの関係は、まだよくわかっていません。しかし、長い人生で長期に使う歯や口腔組織を守るために、ブラキシズムやＴＣＨということも配慮しながら、歯科治療に取り組む、あるいは予防歯科を実践していくことが、これから求められるのではないでしょうか。

第2章

虫歯や歯周病とブラキシズムの深い関係

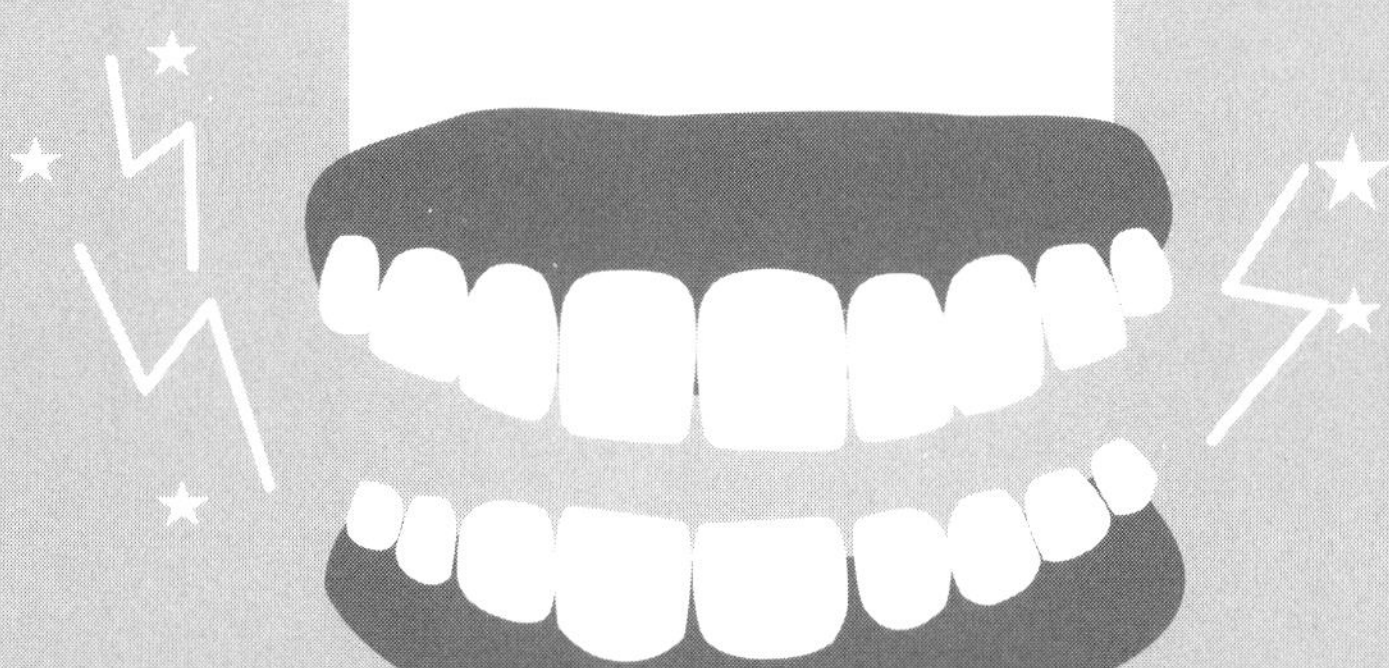

ブラキシズムは歯を失う第三の原因

第1章で述べたように、ブラキシズムによって歯が直接破壊、破折することがあります。人のあごは、それくらい大きな咬合力を持っているのです。ここで、咬合力について説明しておきましょう。

咬合力とは、噛んだときにあごにかかる力のことで、簡単にいえば「噛む力」のことです。私たちは日々、この噛む力によって食事をしたり、おやつを食べたりしていますが、その力の強さは、どのくらいあるのでしょうか。

歯を噛みしめたときに、奥歯にかかる力を測定した研究があります。それによると、健康な成人男性の咬合力は最小で27・5kg、最大では100kgもあったそうです。非常に個人差が大きいことがわかりますね。平均値は59kgでしたが、これは成人の体重にほぼ匹敵します。

人が力いっぱい歯を食いしばったときの咬合力は、その人の体重に比例するのだそうです。それに対して、普段の食事のときに奥歯にかかる力（咀嚼力）は、最大咬合力の2分の1から4分の1と小さく、10〜20kg程度といわれています。

しかし、睡眠中に起きるブラキシズムの歯にかかる力は、力いっぱい歯を食いしばったときの咬合力より、さらに大きいと思われます。なぜなら、意識のあるときの噛みしめでは、痛みや違和感を覚えたら、反射的に噛むのをやめるからです。生体には「歯根膜咬筋反射」という生理的な防御反応があり、それ以上力を入れると危険だと、痛みや違和感で体が知らせてくれるのです。

ところが、寝ているときは、この反射が働きません。また寝ている間でも、浅い眠りのときは噛む筋肉が働いています。ですから、睡眠中は強い力で歯ぎしりをしたり、噛みしめたりしてしまうのです。

食いしばりや噛みしめ型のブラキシズムでは、奥歯（臼歯）に過度な圧縮が加わって歯が割れることがあります。この力の強さはすさまじく、みなさんが歯を割ろうとしてどんなに強い力で噛んでも、歯を割ることはできません。ブラキシズムの力には、とうてい及ばないのです。

こうしたブラキシズムの力は、通常の食事で噛む力の3〜5倍、最近では6〜7倍になるという報告もあります。

咬合力には個人差があります。強い咬合力を持っている人は、普段の食事では硬いものがバリバリ噛めていいのですが、ブラキシズムがあって、夜間にこの咬合力が発揮されると、歯や歯周組織に思いもかけないことが起きることもあるのです。

学会報告の中には、虫歯はもちろんのこと、歯周病ですら、病因論として細菌説よりも、力による組織の破壊説を唱える学者がいるくらいです。

歯並びや噛み合わせの不調和、特定の歯に強い力が集中して加わる、長年の間強い力が加わり続ける。そういうことがあると、歯の表面の硬い組織に細かな亀裂が入ります。そこから、虫歯菌が作る酸によって歯が溶かされていけば、虫歯になります。

もしくは、強い力によって歯ぐきの組織的な結合が破壊されれば、そこから炎症が広がってさらに組織が壊れていきます。ブラキシズムが、虫歯や歯周病の増悪に関与していることは、ほぼ間違いなさそうな気がします。

日頃の食事に使っている「噛む力」は、ときには強い力でお口の組織や機能を壊してしまうこともあるのです。この章では、ブラキシズムが虫歯と歯周病にどのような影響を及ぼすか、見ていきたいと思います。

虫歯とブラキシズム

なぜ虫歯になるのか

もう20年以上前になるでしょうか。午前中の診療時間がそろそろ終わろうとする頃、女性の患者さんが診療室に入ってこられました。お口の中の診査をひととおり終えたあとに、この患者さんは私にこう質問されました。

「先生、私のお口の中、きれいに磨けていますか？」

「えっ！　そうですね～、きれいに磨けていると思いますよ」

そう、お答えすると、

「そうですよね！」

という返事でした。「そうですか」でも、「よかった！」でもなく、最初からそれを確信していたかのようなお答えでした。

「………？」

あっけにとられる私に、

「私ね、いつも一回の歯磨きに15分かけているの。でもね、いままでかかった歯医者さんからはいつも、歯磨きをしっかりしなさいって言われるの」

えー、一日3回、食後に15分ずつかけて磨いているとは、私よりすごい人だなー、と感心していると、畳みかけるように、

「じゃ、質問！　先生、何で私、虫歯ができるの？」

「えっ！　う〜ん、それは……」

突然の質問に、そのときの私はしっかりとお答えができませんでした。いまならそれなりに答えられます。その答えはあとで書くとして、「なぜ虫歯になるのか」という初歩的な問題から考えてみましょう。

以下は、国家試験に合格したばかりの、若い歯科医師同士の会話です。

「虫歯の原因？　虫歯菌に決まっているだろう、いまさら何を言ってるの」

「じゃ、虫歯菌て何だい？」

「虫歯菌は虫歯を作る菌だよ！　ストレプトコッカスミュータンス菌が糖質などから酸を作って、その酸で歯が溶けるから虫歯になるんだよ！」

「うん、そうだよね。でも、それって誰のお口の中にもいる菌だよね、いわゆる口腔内常在菌だろ」

「ん？……だから？」

「なんで虫歯ができやすい人と、そうでもない人がいるのかな？」

「それは、個人差というものだよ。甘いものが好きな人もいれば、そうでもない人がいるし、第一、歯磨きひとつとっても人によってマチマチで、正しく磨けている人はほとんどいないと思うよ」

「ふーん、それもあるけれど、世の中には歯磨きしたことがないっていう人もいるようだよ。それでも歯医者に行ったことがない、虫歯も1本もないという人を見たこともあるよ」

「そんな特殊な人は1万人の中に何人いるんだい⁉　米の中の砂粒を探すような問題を言ってもしょうがないだろ！（怒り）」

ここで、会話は途切れてしまいました。

●虫歯になる人、ならない人の違い。ブラキシズムの関与は？

しかし、この会話の答えが、すなわち先ほどの患者さんへのお答えになるのです。歯をまともに磨いたこともないのに虫歯にならない人がいる一方で、毎食後15分もかけて歯を磨いているのに虫歯になる人がいる。彼女の「なぜ虫歯になるのか」という質問に、いまなら私はこう答えます。

「まずは、個人差が必ずあります。歯磨きも、人によって違います。歯磨き時間、磨き方

虫歯の進行

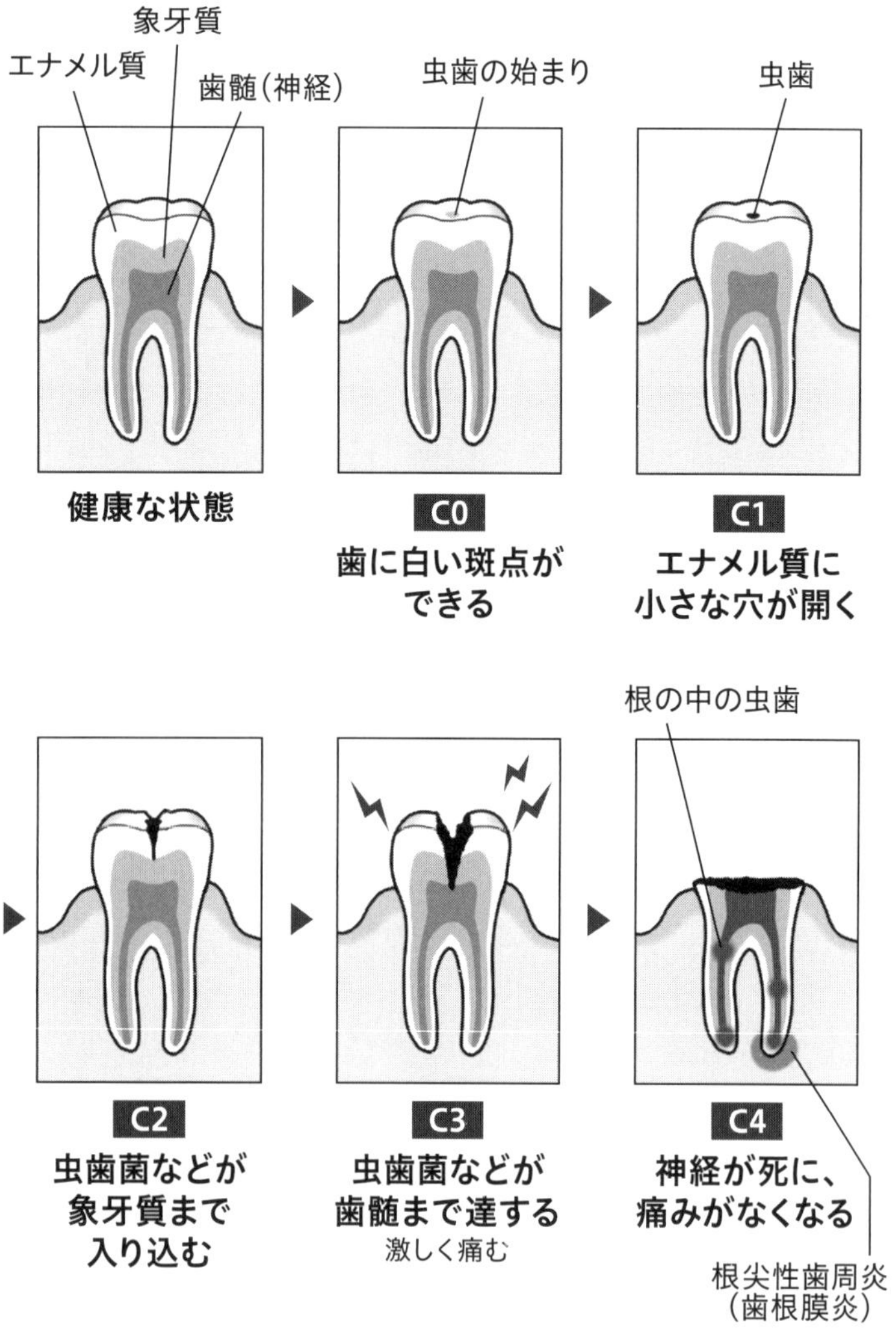

象牙質
エナメル質
歯髄（神経）
健康な状態
虫歯の始まり
C0
歯に白い斑点ができる
虫歯
C1
エナメル質に小さな穴が開く
C2
虫歯菌などが象牙質まで入り込む
C3
虫歯菌などが歯髄まで達する
激しく痛む
根の中の虫歯
C4
神経が死に、痛みがなくなる
根尖性歯周炎（歯根膜炎）

の癖、歯ブラシの種類、デンタルフロス（糸ようじ）を使っているかどうか。そういうことから始まって、甘いものが好きかどうかという話もありますし、さらには親からもらった歯が、体質的に虫歯になりにくい強い歯の人もいれば、そうでもない人もいます」。

でも、これだけでは不十分ですね。これでは先ほどの若い歯科医師の会話の域を出ていません。もうおわかりでしょうが、噛み癖の一つとして、ブラキシズムの問題を考慮する必要があります。

たとえば、歯ぎしりの力が弱い人でも、お口の中の歯には、年月と共に咬合力のエネルギーがかかっています。この力の蓄積によって、歯にも経年変化（年月の経過と共に起きる生理的な変化）が生じてきます。歯の表面を守るエナメル質に、目に見えないくらいの微細なマイクロクラック（ヒビ割れ）ができたり、歯の付け根の部分（歯肉との境目）にクサビ状欠損などの歯のくぼみができたりすることがあります。さらにエナメル質を摩耗させて、中の象牙質を露出させることもあります。

このようないくつかの条件が重なって、歯の破壊が進みます。そこに虫歯菌がいたらどうでしょうか。虫歯菌が作り出す酸によって、歯が脱灰（歯の表面からミネラル質が溶け出すこと）すれば、いわゆる「虫歯」へと一直線につながっていきます。

ブラキシズムがあると、壊れつつある歯は虫歯菌の影響を受けやすい。つまり、虫歯になりやすいのです。

「ブラキシズムは、誰にでもある」と、ルドルフ・スラブチェック博士は述べています。私のところに来られたこの女性の患者さんも、ご本人は気づいていなくても、夜間、小さな歯ぎしりをしていたのかもしれません。

虫歯菌以外でも、歯は虫歯になる?

最近、朝の情報番組の中で、歯科大学に勤務されていたという開業医の先生が、「歯ぎしりが原因で、長年使っている歯の表面にヒビ割れが入るから虫歯になるんですよ」と言っておられました。

虫歯の原因については、それよりずっと前に、海外の歯科の専門学会でも話題になったことがあります。歯と歯の間にできる虫歯(コンタクトカリエス)の原因について話し合われたときに、ある先生が、「コンタクトカリエスはブラキシズムの力が原因だ」と発表しました。ところが、「虫歯は虫歯菌が原因だ」と叩かれたので、その先生はこう反論したそうです。

「(奥歯の)咬合面のシワの中に虫歯ができやすいのはわかるが、側面の同じように平坦な場所なのに、歯の表と裏側には虫歯ができにくく、歯の接している横の面にできやすいのはなぜか。歯に加わる力が、歯の表面のエナメル質に細かなクラック（ヒビ割れ）を作り、その中に虫歯菌が出す酸が入り込んでエナメル質を脱灰するからだ」

「それは、歯が接する面に歯ブラシが届かず、磨けていないからだよ！」

という反論がまた出そうですが、デンタルフロス（糸ようじ）を使用している患者さんでも、奥歯の16本中（臼歯は16本／28〜32本）半分以上の歯に、歯と歯の間が銀歯や白い詰め物で治療されている方を見ることもあります。

ですから、やはりコンタクトカリエスは、咬合習癖（ブラキシズム）と力の関係が少なからず影響しているのではないかと、思われるのです。

虫歯は、必ずしも虫歯菌によってできるわけではありません。最近は、「酸蝕症」による虫歯が話題になっています。酸蝕症とは、酸性度の高いすっぱい飲食物によって起きる虫歯のことで、歯を覆っている硬いエナメル質が酸により溶けてしまい、いわゆる虫歯になります。以前はメッキ工場のような、塩酸や硝酸などの酸を扱う仕事に従事する人たちによく見られました。

エナメル質が溶けると、その下にあるやわらかい象牙質がむき出しになったり、歯頸部（歯の付け根の部分）や露出した歯根部分が溶ける、削れるというような状況が進みやすくなります。ですから、柑橘類、炭酸飲料、酢、ワインなどの酸味のあるものをとったら、必ず口をすすいで、酸を洗い流す。酸を中和することが大事です。

ブラキシズムも酸蝕症も、虫歯菌を介さずに虫歯を作る要因になりますが、それがあるから絶対に虫歯になる、とはいえません。残念ながら、そういうエビデンス（科学的根拠）はないからです。

しかし、歯磨きを丁寧にしない、食生活が不規則、ペットボトル症候群のように炭酸飲料や缶コーヒーをいつも飲んでいる……といった虫歯になりやすい条件があって、そこに強い力が歯や歯ぐきに加われば、それだけ虫歯のリスクが高くなることはいうまでもないと思います。

●歯を守るのは患者さん自身！

虫歯の原因論については、長年いろいろな論議がなされてきたようですが、完全に虫歯を予防できるという方法はないようです。

強いていえば、当たり前のことですが、定期検診を続けていくことと、それによって早期発見・早期治療を行い、虫歯を重症化させない、ということになります。

具体的にいうと、初期の、麻酔をしないで治療できるくらいの浅い虫歯を早く治す。虫歯が進行して歯の中の神経にまで及ぶような深い虫歯にしない。痛くないからといって、銀歯が取れたり、歯が欠けたり、折れた状況を放置しない、ということです。

神経を取るような治療（根管治療）を受けた歯は、明らかに歯の寿命が短くなります。歯の神経を取ると、歯の中に栄養が供給されなくなり、歯がもろくなります。もろくなった歯は、ブラキシズムの影響を受けやすくなります。

最近は、以前にも増して、「予防歯科」「予防歯科治療」が声高に語られるようになりました。予防歯科とは、どのようなことでしょうか。誰か（歯科医師・歯科スタッフ）が、歯を守ってくれることでしょうか。違いますよね。

虫歯も、いまや生活習慣病という位置づけになっています。自分たちで自分のお口の歯や健康を守らないと、誰も守ってはくれません。

「えっ！　俺が何かするんかい？」

「なんで俺がやらにゃ～ならんのよ！　歯医者のほうで守っておいてくれ」

「なに～、虫歯を治しておいてまた虫歯になる～？　冗談じゃね～ぞ！　二度と虫歯にならんようにしといてくれ」

「それじゃあ、歯医者は何をしてくれとるのよ!?」

というような言葉を、20年くらい前まではよく聞くことがありました。さすがに最近はあまり聞かなくなりましたが。

「虫歯予防」と、言葉でいうのは簡単ですが、実践し続けていくことがいかに難しいか。しかも、歯を守るために日々努力していただくのは、患者さん本人です。日々のプラークコントロール（虫歯菌の塊を溜めない、減らす）を実践していただき、定期検診を受ける。日々の食生活も見直して、虫歯になりにくい食生活に変える。大変ですが、これを習慣として続け、悪い習慣から脱していただくことで、今後かかり続ける大変な時間と治療費を減らすことができるのです。そしてその中に加えていただきたいのが、ブラキシズム対策です。

もちろん、私たちもできる限りのサポートはします。ブラキシズムの患者さんは、歯科医師や歯科衛生士、歯科技工士、歯科助手などのコ・デンタルスタッフと共に、二人三脚で頑張りましょう。

歯周病とブラキシズム

● 歯周病の進行

歯周病は、歯ぐきの炎症（歯肉炎）から始まって、歯周組織全体に炎症が広がり（歯周炎）、最終的には歯槽骨（歯を支えているあごの骨）が吸収されて、歯が抜けてしまう疾

歯周病の進行

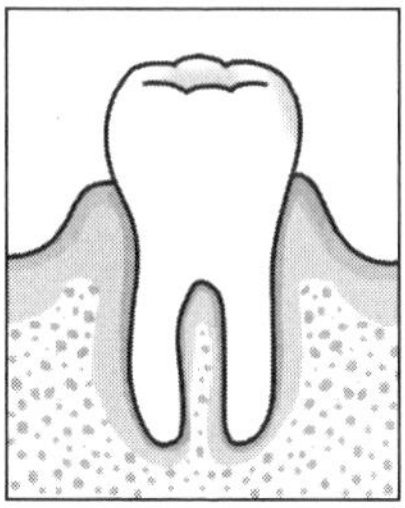

健康な状態

歯肉炎から
歯周炎へと移行

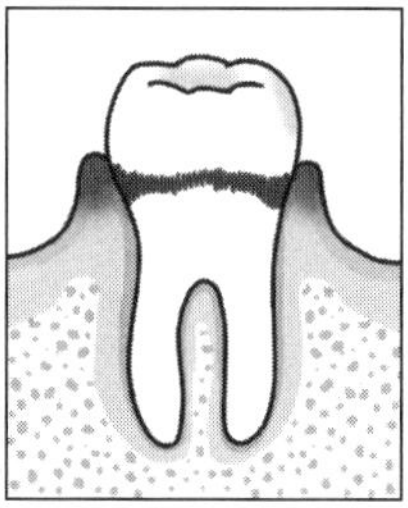

P1 ～ P2 軽・中度歯周病

歯垢や歯石が溜まってくる

・ときどき歯肉が腫れる
・歯肉から出血するようになる

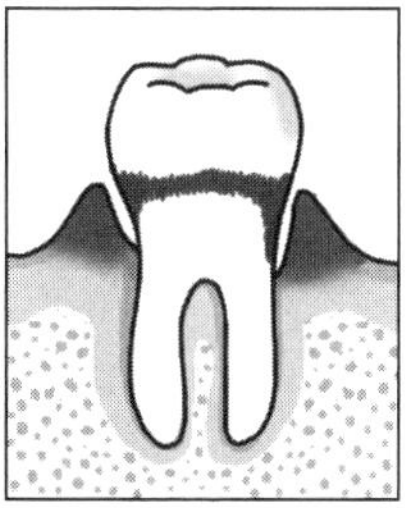

P3 重度歯周病

歯周ポケットが深くなっていく

・歯槽骨の吸収が進む
・噛むと歯が動くようになる
・歯の間に食べものがはさまりやすくなる
・口臭がひどくなる

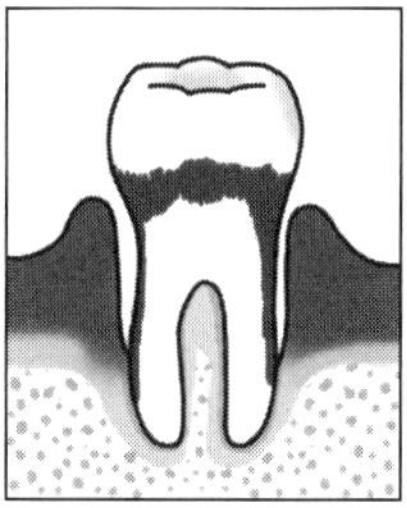

P4 非常に進行した歯周病

歯ぐきの炎症が拡大していき、歯槽骨が溶けて（吸収）歯がグラグラになる

・噛むことができなくなり、うまく食事ができない
・多くのケースで歯科医院での抜歯となる

患です。いまや生活習慣病の一つとして、歯肉炎は20歳代の後半から、歯周炎は30歳代の後半から始まり、成人の大半に歯周病があるといわれています。

しかし、それに気づいている人は非常に少なく、日常の生活の中でも、「とくに痛みは感じない」という人はもちろんのこと、

「歯を磨くと、ときどき血が出る」

「歯磨きのあとに口をゆすぐと血が混じっていた」

などの症状があっても気にとめなかったり、とくに困ることはないので、放置している人が多いのではないでしょうか。

しかし、やがてそれが進行して、

「歯ぐきがときどき腫れる」

「歯肉を押すと、歯の付け根から白い膿のような臭いものが出る」

「最近食事をすると、歯が動くような気がする」

「食事中、奥歯にものが挟まって、気になる」

というような症状が出るようになります。さらに歯周病の最終段階では、

「歯が動いて噛むと痛い、噛めない」

「歯がグラグラ動いて噛めない、ほら、べろ（舌）で押しても動くよ」

こうなって、ようやく歯科医院を訪れたときには……、残念ですが、たいていの歯科医院では、その歯は抜かれる運命にあります。そして、そこには二度と歯は生えてきません。

歯周病は、「歯肉炎」の段階なら、歯科医院で治療すればもとの健康な歯肉に戻ることがあります。しかし歯周炎に移行すると、もう、もとには戻れず、悪化の一途をたどることになります。

歯周炎が重症化（歯周炎第3度）して歯槽骨の吸収が進むと、歯周外科治療を行います。歯肉の下に隠れている歯根表面の歯石を除去したり、手術をして歯根表面の病巣を取り除いたり、歯槽骨の再生治療を行うこともあります。

しかし、確実に、１００％の患者さんが、歯槽骨が戻るとは限りません。むしろ、痛い思いをして手術までしても、健康なときの歯肉や歯槽骨の状態には戻らない、と断言してもいいでしょう。

慢性疾患である歯周炎は、治療後も歯科医院とは縁が切れません。それどころか、重症患者さんは、定期的なメンテナンス治療を怠れば、また時限爆弾への針が動き出し、病状は進行していきます。時限爆弾とは、歯槽骨がなくなり、歯がグラグラ動いて噛めなくなり、最後に歯が抜かれることをいいます。

私は、開業以来この35年間、多くの患者さんの歯周病に毎日関わらせていただきました。

しかし残念なことに、慢性疾患の歯周病を正しく理解し、治療を受けられてからメンテナンス治療まで行っている患者さんは、本当に少ない。これが実感です。

そのような患者さんの例を紹介します。

●治療を中断してしまう残念な患者さんのケース

ある日、以前に治療を受けられてから5年ぶりという、Sさんがお見えになりました。

「最近、歯を磨くと血が出るし、かみさんや娘から、お父さん口が臭い、早く歯医者さんに行ったほうがいいよと言われたんだけれど、仕事が忙しくてなかなか来られなかったんだよね。とうとうきのうから噛むと奥歯が痛いんだけど、なるべく早く治してもらえますか？」

とのご要望です。

「お口の中を診てみないとわかりませんが、たぶん、歯周病ですよ。まずは検査から受けていただき、結果を診て、程度によって治療計画を立てましょう」

「いや、忙しいんで、今日は応急処置をして痛くないようにしてもらえませんか？」

「でも、まず検査してみないと。お口の中がどの程度の病気なのかわからずに、治療はできませんよ！」

この患者さんは以前、虫歯処置や歯周病の歯石取り、ブラッシング指導を受けられました。その後、仕事が忙しいということで、歯科医院での定期検診と定期歯周病治療を行わず、歯周病が悪化してしまったのだろうと思われます。

「まずは、歯ぐきの検査とレントゲン検査であごの骨の状態を診てみましょう」

検査の結果は、やはり以前よりも歯槽骨の吸収が進み、レントゲン検査では奥歯の歯根の周囲の黒くなっている部分が広がってきていました。

「Sさん、歯肉の検査でも場所によって出血が見られますね。また奥歯の最後臼歯（親知らずを除いて、歯列の一番奥に生えている歯）に動揺が見られます。レントゲン検査でも、黒くなっている部分が以前のレントゲンの画像より広がっていますよね！」

と、説明したのですが、

「ふ〜ん、そうかな〜。よくわからない」

との返事です。

我々歯科医師や歯科スタッフは検査の画像を見慣れているので、歯根周囲の骨吸収の違いが少しでも、それがわかるのですが、患者さんには、そのほんの少しの違いはわかりにくいようです。

Sさんには、5年前のレントゲン写真と比べて違いを説明し、黒くなっているところが、

歯の根のまわりの骨が吸収した部分だと話したのですが、どこまで理解していただけたかはわかりません。結局、その日は、

「今日のところは、応急処置をして、お薬を出しておきます。しかし、今後も歯周病治療には通院してくださいよ」

と伝えて、治療を終えました。その後、Sさんは症状が消えるまで数回通院されましたが、またもや、「噛んでも痛くなくなってきた」ようで、通院されなくなってしまいました。

結局、健康な歯を失うことに……

このようなことを続けていると、いずれもっと歯周病が進行して、また、「噛むと痛い」、「歯肉が腫れてきて痛い」ということになり、歯科医院にかかることとなります。しかもそのときには確実に病状は進行し、悪化しています。最悪の場合、抜歯ということにもなりかねません。

過去には、「朝起きたら、口の中から出てきた」と言って、自然に抜けた歯を、手のひらに乗せて見せてくれた患者さんが10人以上いました。痛くなくても、病状が進んで最悪の状態になると、歯を失ってしまいます。そして、そこにはもう歯は生えてきません。

その歯が、Sさんのように最後臼歯だった場合、抜けたままにしておくと、食事がしに

くくなるだけでなく、将来的には、その影響が別の歯にも波及し、他のお口の問題で苦しむようになることもあります。しかし、そのことをご存じない患者さんが多いのです。

たとえば、最後臼歯がない状態を放置した場合、その手前の歯（失った最後臼歯の前の歯）が問題を起こして、その歯も失ってしまうことが多いのです。しかも、この負の連鎖はその後の人生で長く続き、結果として、複数歯を失うことになりかねません。冷静に考えてみると、怖いことだと思いませんか。

慢性疾患である歯周病の恐ろしさをよく知っていただき、歯周病と診断されたら、かかりつけの歯科医院とのお付き合いをやめないようにしていただきたいと、切に思います。

●抜けた歯を放置した残念な患者さんのケース

午後一番に診療室に来られた患者さんで、こんなことをおっしゃった方がいました。

「いままで何回か歯医者にかかったことはあるが、行くたんびに歯を抜かれる。もう歯を抜かなんでほしい」

「抜くかどうかは、お口の中を診てみないとわかりませんよ」

そう言って、お口の中を診せてもらうと、臼歯部の歯が、大部分（16本中半分以上）ありません。しかも、残りの奥歯も上下で噛んでいる（上下で当たる）歯がないのです。その結果、前歯しか上下が当たらないような状況になっています。しかも、上の前歯が下の前歯に長年叩かれてきたために、噛むたびに上の前歯が揺れているのです。

内心、「これは持たないかもしれないな〜」と思いましたが、ご本人はとにかく、抜かないでほしいと言われるし、どうしたものか……と考えた末に、

「ところで、入れ歯は入れてますか？　いつもお使いの入れ歯を見せてください」

と言いますと、

「入れ歯は入れたことがない。入れ歯を入れると吐きっぽくなるんで、入れない」

と言われるのです。しかも、痛くなると歯医者に行っては、歯を抜くということをくり返して、継続的な歯周病治療も受けていない。抜いた歯の場所には入れ歯も入れていないという、困った状況の患者さんです。

「あなたは歯周病があるうえに、歯を抜いた場所に入れ歯を入れていないことで、ますますお口の中が壊れてきたのですよ。歯を抜いたら、そこに入れ歯を入れて他の歯を守ってもらわないと、残りの歯もダメになっていきますよ」

と、お伝えしました。すると、

「そんなことは、いままで聞いたことはない。歯を抜いてもらった歯医者では、そんなことは言われていない」

「？？？？」

歯科大学教育では、抜歯後の欠損部位（歯がなくなった場所）には欠損補綴（人工的に歯を入れる）治療を行うことが重要である、と学びます。まさか、歯医者からは、歯を抜いてそのまま放置してよい、とは教わらないはずです。

仮に忙しくて、そのときに患者さんに伝えなかったとしても、抜歯後に後処置（抜歯後に消毒や予後を診る）を行うときに、歯科医師は欠損補綴の重要性を伝えるはずです。

「聞いていない」と言うこの患者さんは、言われていても忘れてしまっているのではないか。あるいは、何軒も歯科医院をハシゴしていて、重要事項を教えてもらう機会を失ってしまったのか。いずれにしても、欠損部位を放置していたことで、悲しいお口の状況を招いてしまったのだろうと、推し量った次第でした。

「歯がないままでは食事も満足にはできないでしょうし、奥歯がしっかりと噛めていないために、その悪影響で前歯が揺れてきているのですよ！」

とお伝えしました。

「痛くて噛めない」

と言われる歯は、レントゲン検査の結果、歯根の3分の2程度、周囲の骨が吸収しているうえに、動揺度3度以上なので、結局、抜くことにしました。

●歯周病菌ではない「何か」が関係している

この方のケースから学ぶことは、慢性疾患である歯周病、とくに歯周炎は、日常、痛みなどの症状がなくても静かに進行していき、最後には自分の歯を失う、ということです。

歯周病の原因は、間違いなく歯周病菌のはずですが、口腔内常在菌である歯周病菌は、実は誰のお口にも存在するものなのです。

しかし、その歯周病菌が、いつ、どんなときにみなさんのお口の中で歯周炎を起こし、歯槽骨の吸収を引き起こすのか、さらに、抜歯、あるいは自然脱落まで招いてしまうのか、ということについては、長いこと、結論が出ていないのです。

再び、ある日の午後の、国家試験に合格したばかりの若い歯科医師の会話です。

「歯周病ってさ、歯周病菌でなるんだろ？　歯周病菌て、何なのさ」

「歯周病菌がお口の中にいて、それが増えてくると、歯肉炎や歯周炎を引き起こすんだよ、習っただろ？」

「でも、歯周病菌って口腔内常在菌だろ。歯磨きしてても、歯周病になる人はいるよね！」

「それは、しっかり磨けていないからだよ、歯磨きしている人がたくさんいても、虫歯予防がなかなかできないのと同様に、しっかりと磨けない人がたくさんいるからだよ！」

「そ～かな～、歯磨きしていない人や、歯医者に行っていなくて歯石だらけ、タバコで前歯がヤニだらけで口臭がひどい人でも、問題なく生活している人もいるよ」

「また、そんな特別なことを引き合いに出すのかい？　それは個人差であり、体質とか日常生活にも個人差があるからそういうこともあるかもしれないけど、総じて世間では、歯科医院で定期検診を受けていない、歯磨きもしない、歯石除去もしていない人は、いまは無症状でも、いずれは歯周病で歯ぐきが破壊されて、歯を失うんだよ！」

「それは大方、世間でも言われていることだからわかるとしても、歯周病の最初、つまりは、何で歯周炎になるのかな？」

「………？」

口腔内常在菌である歯周病菌は、誰のお口の中にもいるのに、なぜ一部の人が歯周病になるのだろう。歯科医院に定期検診に行って、定期的に歯周病治療もしているのに、なぜ経年変化で歯周病は進行してしまうのだろう。そもそも、歯肉炎から歯周炎に切り替わるきっかけは何なんだろう……。こんな疑問は、私の中にもずっとありました。

歯肉炎は、確実な歯科治療をして、条件さえ整えてあげれば、歯周炎に移行することはないはずです。しかし、そういう患者さんの中の一部の方々は、歯周炎に移行していきます。それには、何が関係しているのでしょうか。

「何だかよくわからん。とにかく、悪くならないようにしてくれればいいんだよ！」

「治療しに通っているのに治らんとは何ごとだ〜、何のために治療に通っとったと思っとるんだ〜」

「歯石取りもして、歯磨き指導を受けて、その後歯磨きもやってるのに、歯周病が進行していくとは、どうしたらいいんですか⁉　あきらめるしかないということなの？」

　患者さんのお怒りは、ごもっともです。いままでの歯周病の歯科治療も大切で、それはしっかりやっていかなくてはなりません。ですが、それだけでは不十分で、そこに何かが必要になってくるのではないか。または、「何かが足りない」といえばいいのでしょうか。

●咬合力や不正歯列が歯周組織を破壊する

　もう何年も前のことになりますが、もと歯周病学会の会長で、私も面識があっていろいろと教えていただいた歯周病の専門医の先生が、長野県保険医協会（全国保険医団体連合会の各都道府県単位）の公開セミナー(長野市の市民公開講座）で、歯周病について講演されたことがありました。そのときに、感銘を受けた言葉があります。

「歯周病は、歯周病の病原菌であるレッドコンプレックスといわれている歯周病原因菌の除去や、プラークコントロールによって原因菌を減らすことも大変重要ですが、咬合力による力のコントロールの問題も重要です」。

それまで、歯周病といえば、歯石除去とプラークコントロールがすべてという論調が主流でした。その中で、咬合力や歯列不正や咬合不正、咬合習癖（噛み癖）による力の問題から歯周組織が破壊され、そこに付随して歯周病菌の悪い作用が歯周病（歯周炎）を進行させる、ということを言われる歯科の先生は、少なかったのです。

しかし、いつの時代にも天才と呼ばれる方はいらっしゃいます。

アメリカの歯科医師で、Ｄｒ．ゴールドマンというプロフェッサー（歯科大学教授）がいます。歯科業界で、歯周病を学んだ人ならこの先生を知らないとモグリといわれるほど有名な先生です。

そのゴールドマンが１９７０年代に出した歯周病治療の教科書に、歯周病の初期治療として、歯列矯正をしている写真が掲載されていました。いまよりも歯科の材料や器具がない時代に、不正歯列の歯に矯正用バンドを装着し、すべての歯の表面にブラケット（歯列矯正のために歯牙の表面に装着して矯正ワイヤーをつけるための装置・部品）をつけていました。

50年も前に、歯周病の初期の基本治療に、矯正治療を併用している歯科医師がいた！

これは、すごいことです。

ブラキシズムの問題に取り組んだとき、私もブラキシズムがお口のいろいろな問題に関係していることに、半信半疑でした。しかし、いまでは、歯周炎を増悪させたり、歯肉炎から歯周炎に移行させる引き金は、見えざる「ブラキシズム」(歯ぎしり、食いしばり、噛みしめなど)の力ではないかと、確信するに至りました。

いつも強い咬合力がかかっている歯は、歯根膜と呼ばれる歯の根のまわりの組織が、噛む圧力によって貧血になり、免疫細胞が十分供給されなくなります。そのため歯周病になりやすいといわれています。

歯並びが悪く、噛み合わせの悪い人は、この咬合力による悪影響が顕著に出てしまいます。高齢者でも歯並びが良い人は、歯が健康なことが多いといわれています。それは、歯並びや咬合力による、力の悪い影響を受けないからです。

ブラキシズムで抜く歯、抜ける歯

私のところに来られる患者さんは、たまたま多いのかどうかわかりませんが、私の感覚では、全体の7~8割弱にブラキシズムがあるような感触を持っています。

「ブラキシズム」とひと言でいっても、症状も程度もさまざまです。歯ぎしりの激しい人もいれば、食いしばりのひどい人もいます。両方あってどちらもひどい人もいますし、どちらかがひどくて、どちらかは軽い、という人もいます。

歯ぎしりのひどい人は、どんどん歯がすり減っていくので、すぐにわかります。一方噛みしめや食いしばりは、すぐには歯に影響が出ませんが、長きにわたって歯に力がかかっていると、突然歯根が割れたり、欠けたりします。

ブラキシズムの影響は、歯ぐきの状態によっても変わってきます。

患者さんの中でも、もともと歯ぐきがしっかりしている人は、歯ぎしりがあっても歯が揺れるようなことはありません。逆に、歯がすり減っていきます。前歯は、通常長さが10㎜くらいありますが、半分くらいにすり減ってしまう人もいます。また、歯が欠けたり、割れたりしてきます。

反対に歯ぐきが弱い人は、歯がすり減ったり割れることはあまりありませんが、歯ぐきが影響を受けます。歯に強い力がかかると、歯周組織が破壊されて、歯が動いたり揺れるようになります。そのため歯周病になりやすく、しかも増悪しやすいのです。

ただ、長い目で見ると、どちらも歯を失う原因になります。歯がすり減ったり割れたりする人は、それらの歯が自然に抜けることはないので、60歳代以降、歯医者がその歯を抜くことになります。

一方歯周病は、歯医者で抜く場合もありますが、自然脱落もあります。先にも触れましたが、朝起きたら歯が抜けていたという人もいて、過去に10人以上の患者さん方が、抜けた歯を持ってこられたことがありました。

歯周病専門医の話では、歯の自然脱落は体の防御反応の一つだそうです。歯槽骨の吸収は、骨が溶けていくというより自己融解で、問題のある歯を捨てて体と骨を助けようとしている、という考え方があるようです。

歯を抜くにしても、歯が抜けるにしても、歯を失うことは直接食べることに結びつき、咀嚼や消化を妨げます。がんや心臓病のように直接命に関わらないかもしれませんが、お口の健康は全身の健康を守るうえでとても大事なことなのです。

また、重度の歯周病になると、全身疾患との関係が出てきます。口腔内にある歯周病菌や他の菌が出す毒素や、起炎物質などの化学物質が血管やリンパを伝わって肝臓や腎臓に流れて行き、そこで悪さをしたり、糖尿病のある方ならインスリン抵抗性を上げて、インスリンを効きにくくすることが糖尿病を悪化させます。

現在の考え方では、歯周病の増悪は、単にお口だけの問題にとどまらなくなり、全身疾患との関係で、ますます重要度の高い問題となっています。

第3章

歯科の治療法とブラキシズム

――ブラキシズムで咬合が崩壊する!?

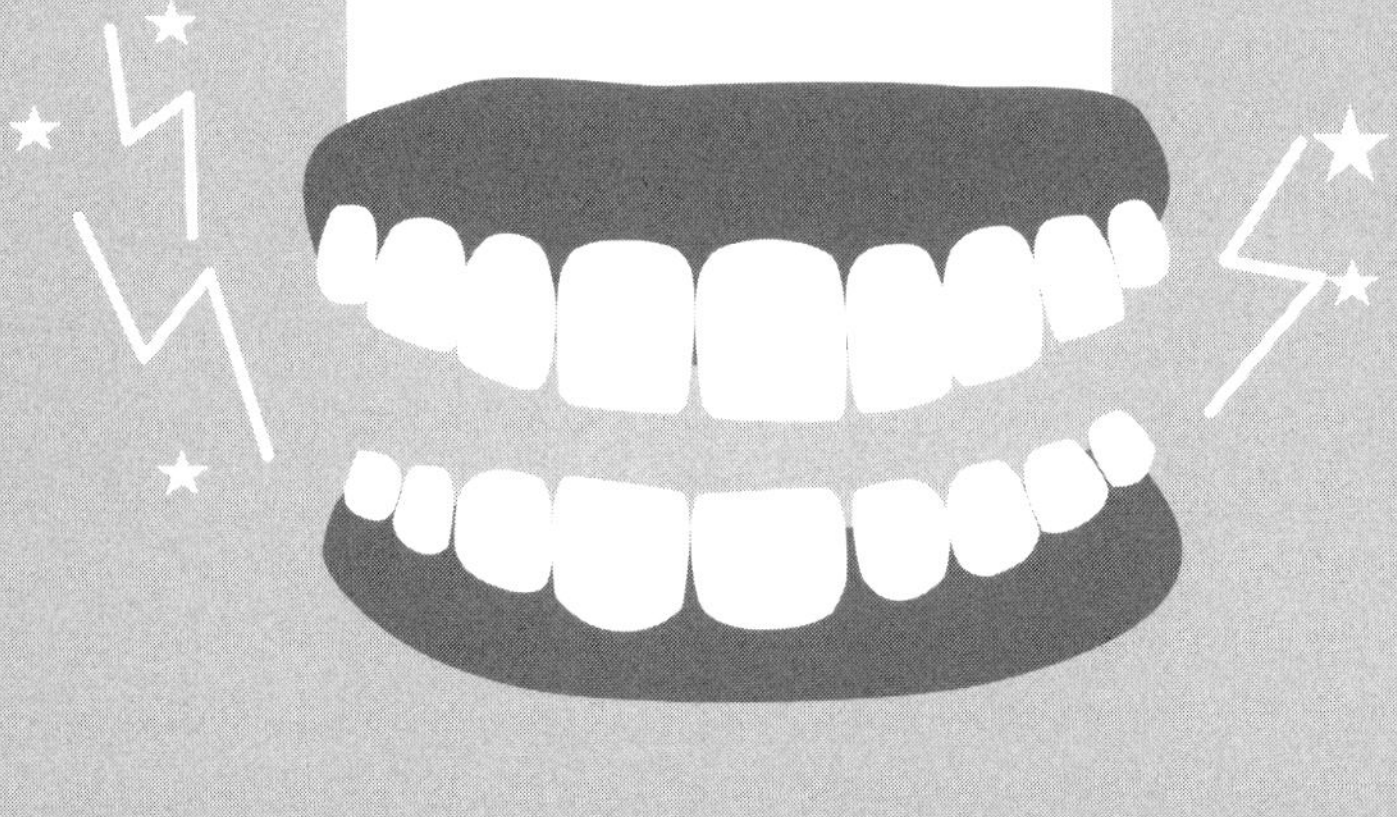

噛み合わせとブラキシズム

歯ぎしりの典型的な歯並びとは

みなさんは、一度生えた歯は動かないで、ずっと「そこにある」と思っていませんか。実は、歯は、動きます。毎日の食事や噛み合わせや外的な力を受けて、少しずつ動いておりします。日常生活ではほとんどわかりませんが、長い年月のうちに歯並びが変わっていたりします。こうした、年月を重ねる中で現れる生理的な変化を、「経年変化」といいます。

この動く力を利用して行う歯科治療が、歯列矯正です。これは、歯の表面にワイヤーでつなげたブラケットという矯正装置を装着して、歯を少しずつ動かして歯列を整える治療です。

この経年変化に少なからず影響を与えるのが、ブラキシズム（歯ぎしり、噛みしめ、食いしばり、タッピング）です。噛みしめや食いしばりはすぐに歯に影響を与えるものではありませんが、歯ぎしりは歯が減ってくるので、お口の中を見るとだいたいわかります。

典型的な歯並びの形をご紹介しましょう（88ページの模型参照）。

日本人の平均的な歯型は、〈A〉のような形をしています。生まれてきて、そのままあ

ご や歯が発育、成長すると、こういう形になります。いわばお口の理想形で、実際にこんな歯並びの人は、１００人に1人もいないでしょう。

それに対して、〈B〉はブラキシズムのある患者さんの典型的な口腔内写真です（89ページ参照）。

いまでも思い出すのは、当時23歳の女性で、歯ぎしり型のブラキシズムがあったTさんの例です。歯が削れているうえに欠けており、「こんな歯では結婚できない」と相談に来られました。彼女は、後ろから前に回転させるようにこすり合わせる歯ぎしりがあって、奥歯は削れて低くなり、前歯もすり減って短くなっていました。また、前歯は外側に、少し開いていました。ご自分が歯ぎしりをしているという自覚はありませんでしたが、実際に歯の形を示し、丁寧に説明したら、わかっていただけました。

歯ぎしりで力が加わり続けると、歯は動きます。すると歯列も変わるし、噛み合わせも変わってきます。ですから見た目だけの問題でなく、咀嚼機能も変わってしまいます。

治療は、低くなったところを単にかさ上げすればいいというものではありません。この患者さんには、上下の歯の噛み合わせを考えて、噛み合わせのリハビリ（オーラル・リハビリテーション）と、スプリント治療を行いました（どちらも第4章参照）。それによって歯並びも噛み合わせも改善し、ブラキシズムの症状も落ち着きましたが、生活の変化な

A：理想的な歯型の模型

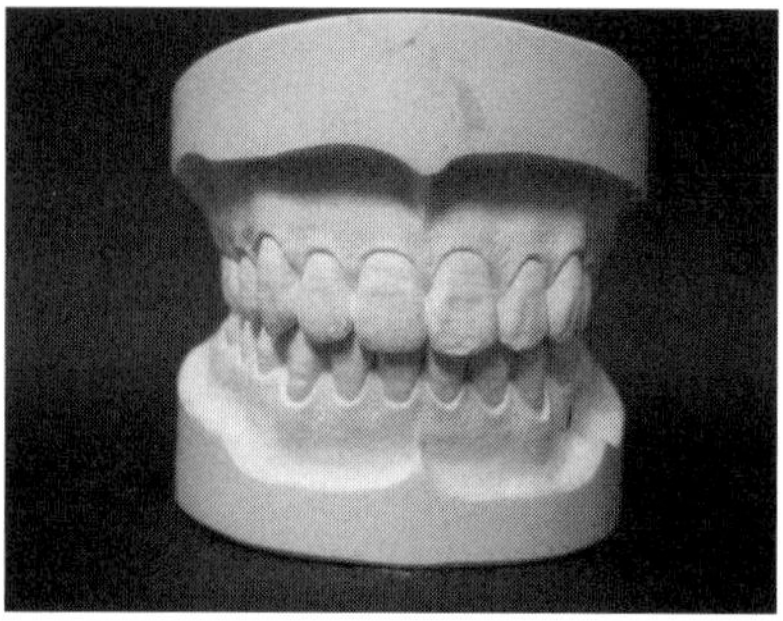

正面

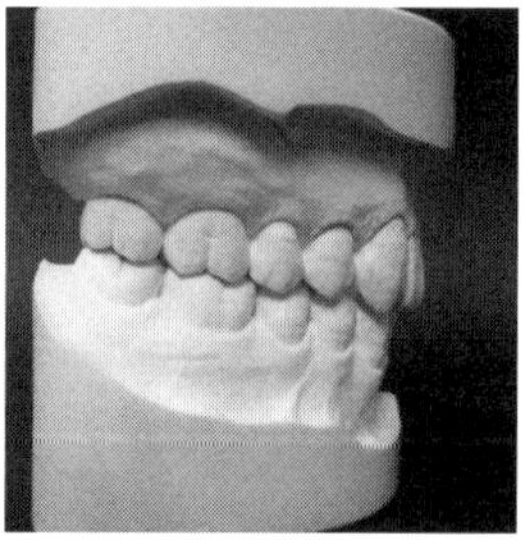

右側

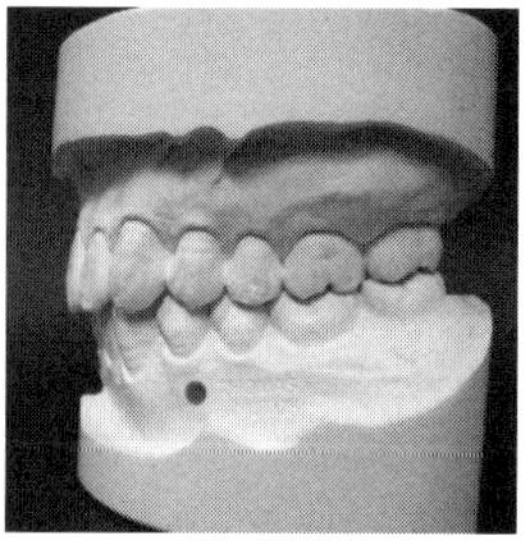

左側

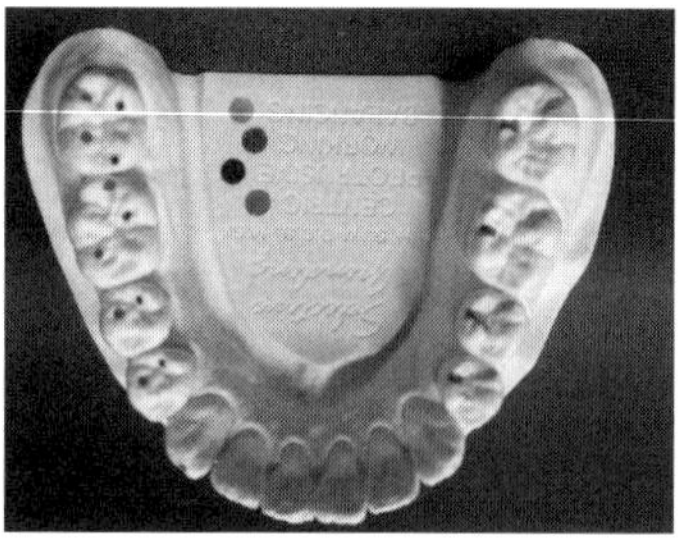

下顎

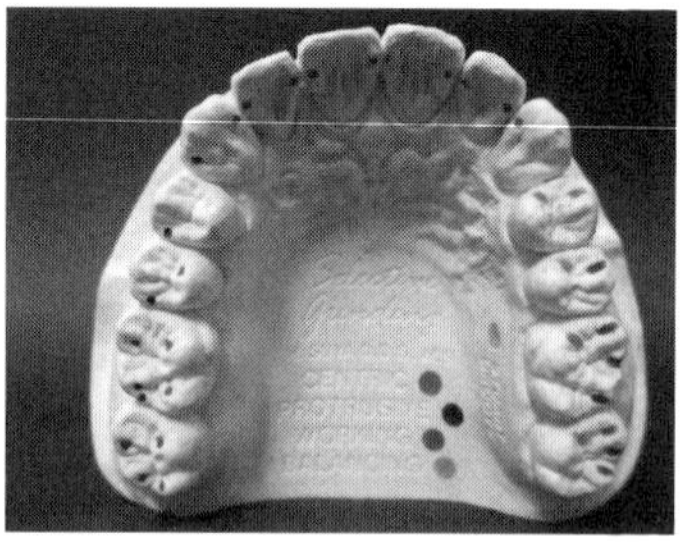

上顎

B：典型的なブラキシズムの患者さんの口腔内

上顎骨、
骨隆起

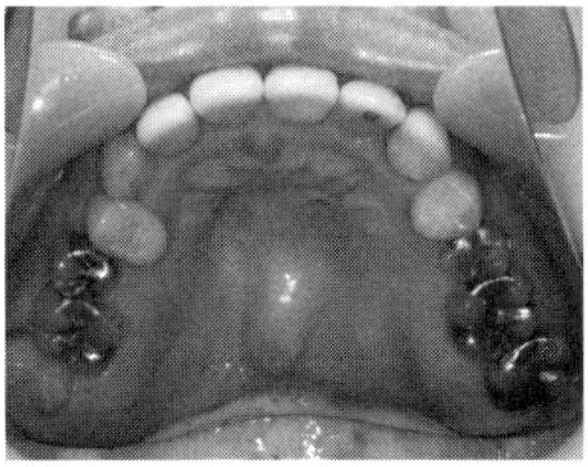

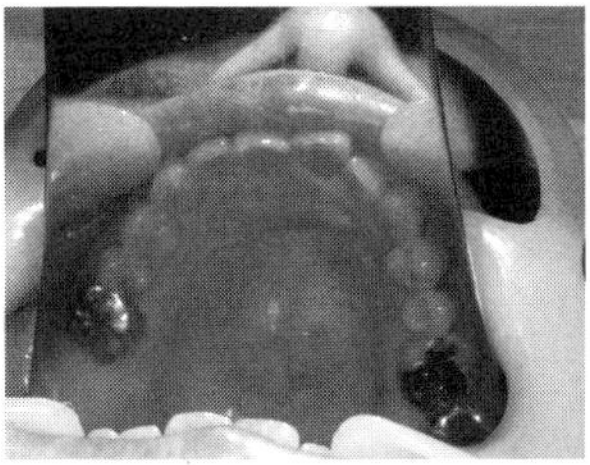

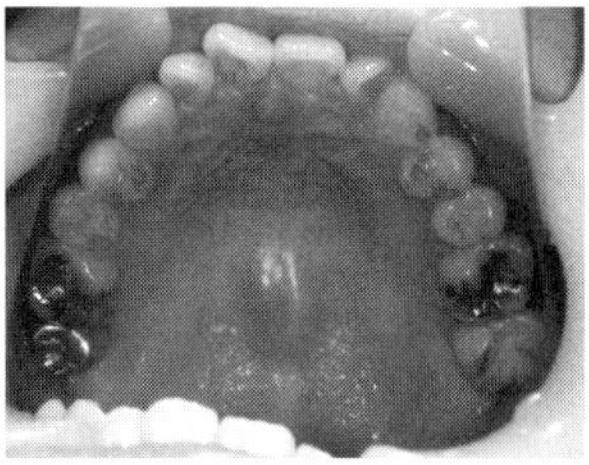

下顎骨、
骨隆起

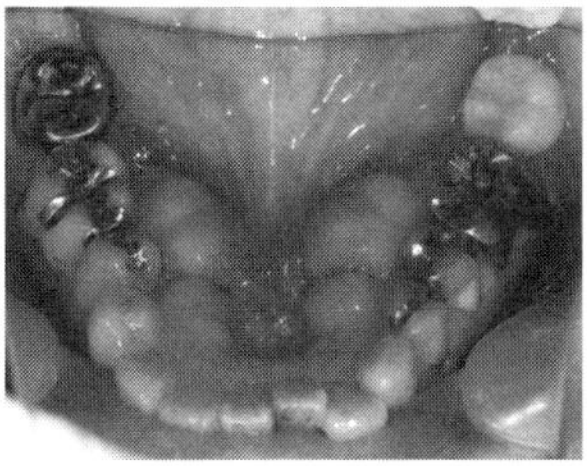

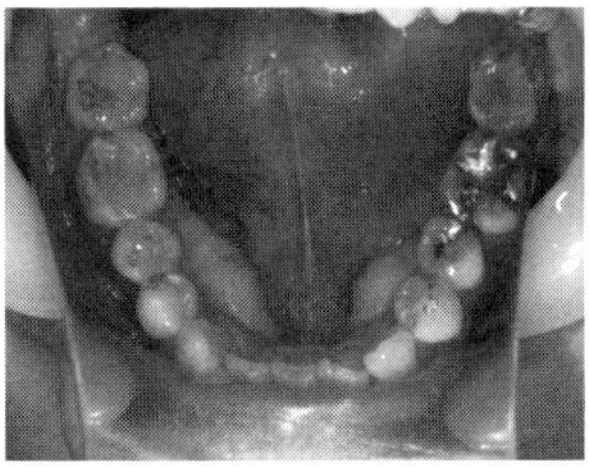

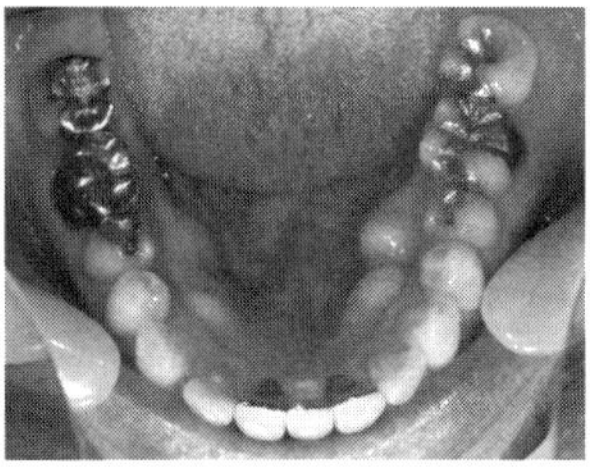

どでストレスがかかるとブラキシズムが出ることもあるので、いまもときどきお見えになります。

◎咬合崩壊する人たち

50歳代以上の患者さんたちのお口の中を拝見すると、相当、壊れています。これからの10年、20年、私も患者さんたちと一緒に年をとっていきますが、いまブラキシズムのことをお伝えしておかないと、お口の崩壊は進んでいくばかりです。以前から私は、歯科医師として、そのことに強い危機感を覚えていました。

最近、当院に来られた患者さんも、そんな崩壊したお口の持ち主でした。

Fさんは、海外に住む娘さんが出産するために、1か月後に渡航されるということで、急遽、歯の治療に来られました。主訴は、噛むと痛い、ご飯も満足に食べられない、というものでしたが、痛いのは歯ではありませんでした。上の歯が飛び出ていて、噛むと下のあごにぶつかって痛みが出るのです。

お口の中を見ると、一見しただけで咬合が崩壊していることがわかり、どこから手をつけていいか途方に暮れる状態でした。歯が櫛歯のようにところどころすいていて、まともに当たっている歯がないのです。そのため、上下が噛み合わず、上の歯が下あごにぶつかってしまうのです。

また、奥歯の頭が削れてなくなっている歯もあり、その下にある根っこが三つに割れて、口の中で飛び出ています。頭の部分は虫歯で腐っていました。

どうしてこうなる前に入れ歯を入れて、噛み合わせを作らなかったんだろうと思いましたが、いまそんなことを言っても仕方ありません。とにかく、応急処置をして、何とか食べられるようにしてあげなければ、渡航どころではないでしょう。

こういう患者さんは、決して珍しくありません。しかし、重症になったお口の崩壊は、我々でも助けられないことがあります。それは患者さんにとってもホープレスですから、悪くなる前に来ていただきたいのです。

「そうは言っても、忙しくてね……」

「そんなに何回も通わにゃ、いかんかね。痛いところが治ればいいんだが」

「どうしてこんなちっこい歯に、何回もかかるんだね」

みなさん、歯医者に行きたくないのですね……。

●咬合崩壊は1本の歯の喪失から始まる

虫歯や歯周病や、あるいはブラキシズムの影響で、歯が抜けたり、抜かなければならないことがあります。前歯だったら、目立ちますから気にしないわけにはいかないでしょう。ところが、それが奥歯だったら、どうでしょうか。

「見えないから、なくても平気！」

「1本くらいなくても、食事するのに困らない」

「もう慣れたから、このままでかまわない」

こんな理由で、抜けた歯を放置していませんか。ところが、この「1本くらい」「奥歯だから」が危ないのです。

1本でも歯がないと、隣の歯が動いたり傾いてきたり、反対側の歯（対合歯）が伸びてきたりして、噛み合わせのバランスが崩れてきます。その状態のままで暮らしていると、個人差はあるものの、経年変化でますますそのバランスが変化し、悪い方向へ傾いていきます。また、歯と歯の隙間が広がって、虫歯にもなりやすくなります。

ブラキシズムの噛み癖を持った人が、歯列の一番奥の最後臼歯（第二大臼歯）を失うと、その前にある奥から2番目の奥歯（第一大臼歯）や、反対側（噛み合う側）の最後臼歯にも問題が起きてきて、銀歯が取れる、歯が欠ける、歯が割れる、歯が折れるといったことが起きたり、ときには前歯にまで問題が出たりすることがあります。

また、しみやすい歯ができたり、食事以外でも噛むと痛いというようなことが起きてきたりします。1本の歯の喪失から、次々にまわりの歯が傷み、噛み合わせが狂う、ということが起きるのです。

けれども、そのときに歯科医院に行っても、「虫歯ではありませんよ、虫歯はないですね」と言われることがあります。虫歯はなくても、ブラキシズムの影響で歯や噛み合わせに問題が出てくることがあるのです。

このように、欠損部位を放置しておくと、お口の中でいろいろなトラブルのもととなり、それが時間と共により重症化していきます。結果として、より治療時間や治療回数がかかり、当然、治療費用もより多くかかってしまうことになります。

「少しくらい」、「1本くらい」、「忙しいからそのうちに」など、いろいろと事情もあるでしょうが、忙しい方々こそ、1本も歯を失わないように、日頃から早め早めに治療を受けることをお勧めします。そして、不幸にして歯を失ってしまったときは、速やかに歯を補う治療を受けていただきたいと思います。

失った歯を補う治療

失った歯を人工物で補う治療を、「補綴治療」といいます。補綴治療には、入れ歯（部分床義歯）治療、ブリッジ（架橋義歯）治療、インプラント治療があります。入れ歯やブリッジは保険診療で受けられますが、インプラントは保険外診療になります。それぞれの治療を、簡単に説明しておきます。

◎入れ歯治療

失った歯の部分の歯型を取り、人工の歯（義歯）と歯肉（義歯床）を作ります。残った歯に金属のバネ（クラスプ）を引っ掛けて、義歯と義歯床を取り付けて固定します。歯を数本失ったときの部分入れ歯から、上下どちらかのあごに1本も歯がないときの総入れ歯まで、いろいろな対応ができます。

入れ歯は、ブリッジのような固定式ではなく取り外しができるので、外して清掃でき、清潔が保てます。修理や調整も可能です。残った歯を削ることはありませんが、入れる位置によってはバネが目立ったり、バネをかける歯に負担がかかることがあります。また、なかなかお口に合わなかったり、もとの自分の歯よりも大きく、かさがあるので違和感を覚える人もいるようです。

◎ブリッジ治療

架橋義歯ともいうように、橋をかけるように人工歯を連結させてかぶせる治療です。欠損部位の両隣の歯を削り、冠をかぶせ、連結した人工歯を固定します。入れ歯より補綴物が小さいので異物感が少なく、見た目も自然です。また、固定式なので、自分の歯のよう

歯が一本欠損した場合

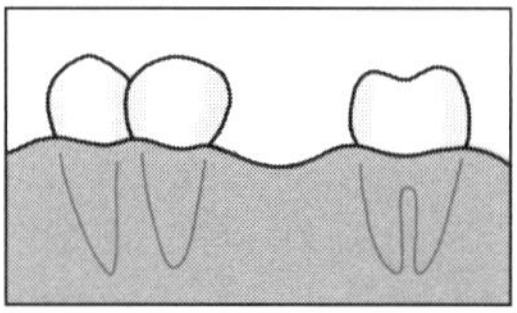

入れ歯

歯は削らずに型を取り、
部分義歯を製作する
(バネのない入れ歯もある)

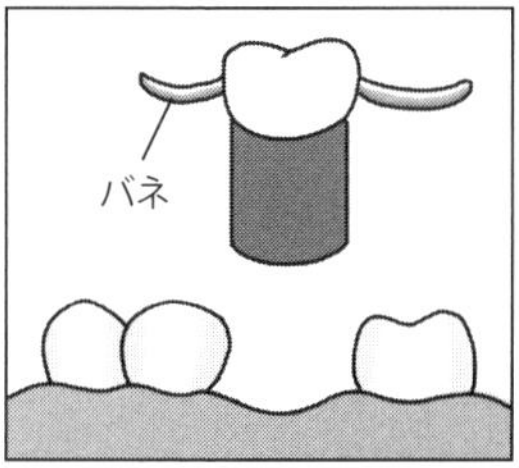

製作した義歯を入れる
(取り外し式)

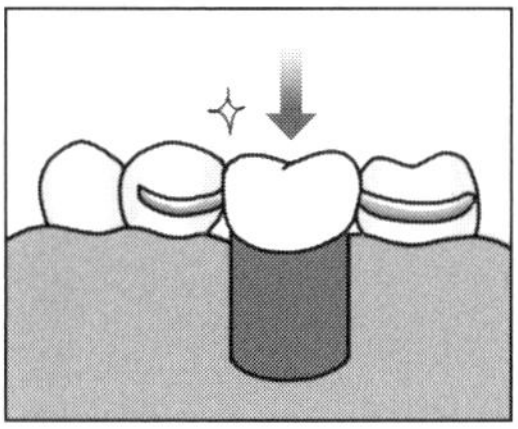

ブリッジ

隣在歯を削って型を取り、
ブリッジを製作して合わせる

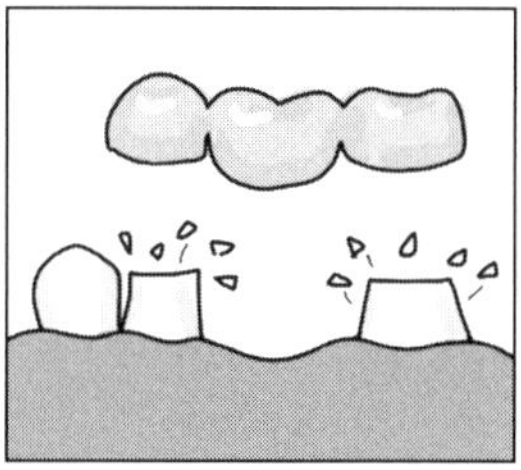

ブリッジを装着し
固定する

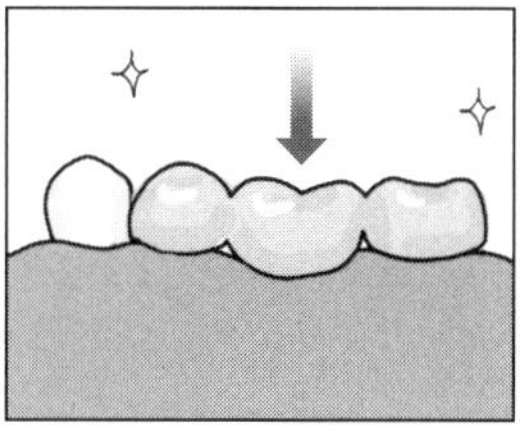

にしっかり噛めます。

しかし両隣の健康な歯を削る必要があり、そのうえ、その歯に歯のない部分の噛む力がかかるので、負担も大きくなります。またブリッジのポンティック（歯のない部分の入れ歯）と歯肉との間の清掃をきれいにしないと、食べ物の残渣やプラークが溜まりやすく、将来虫歯になるリスクが高いといえます。

最近のミニマムインターベーション（歯質や歯髄の犠牲を最小限にとどめ、悪いところだけを除去する治療）という世界基準から考えると、ブリッジはあまり推奨されない治療といえます。そこを考慮して、歯を削らずに行う接着性ブリッジもありますが、噛む力が強くかかる部分では外れやすいという欠点があります。ブラキシズム（歯ぎしり型）の人は外れやすいといえるでしょう。

◎インプラント治療

あごの骨を削ってチタン金属でできた人工の歯根を埋め込み、それを土台にして人工の歯を取り付ける治療です。あごの骨にしっかり固定されているので、自分の歯に近い感覚で噛めます。また見た目も、その人の歯のように自然です。

しかし、インプラントを顎の骨に取り付けるための外科手術が必要で、人工の歯根が骨にくっつくまでの間、少し時間がかかります。また、あごの骨の状態によっては、この治

インプラント手術のイメージ

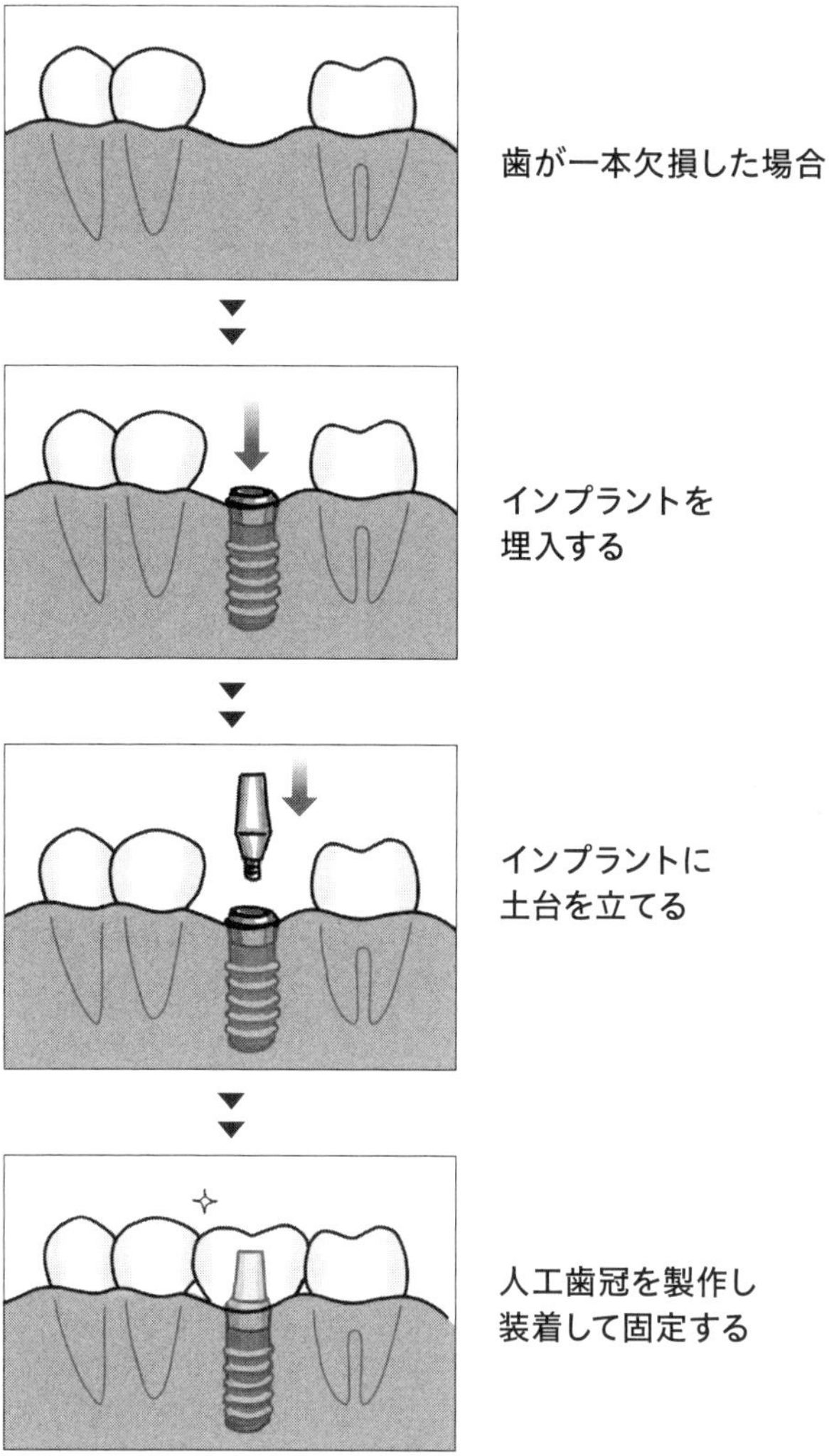
歯が一本欠損した場合
インプラントを
埋入する
インプラントに
土台を立てる
人工歯冠を製作し
装着して固定する

療を受けられない人もいます。審美性の高い治療なので、保険診療が適用されず、高額となります（一部の患者さん方を除く）。

それぞれの治療のメリット、デメリットをよく理解し、歯科医師とよく相談して、納得できる治療を選択してください。また、インプラントは虫歯になりませんが、いずれの治療も歯を入れたところが虫歯や歯周病になりやすいので、治療後のお手入れが大事です。

入れ歯にもブラキシズムの問題は起こる？

入れ歯を作ってみたものの……

「1本くらい歯がなくても」と放置していた方々に、私はできるだけ入れ歯を作るようにお話しししています。ところが、

「入れ歯は煩わしい、面倒」

「入れ歯を入れると食べ物が絡んで、気持ち悪い、食べるときは外しているんだよ」

（何のために入れ歯を作ったんでしょうか？）

「食事のあとで気になって、いつも外してお掃除するのが苦痛です」

「（前歯をなくした方）入れ歯を入れてから、どうしても話しづらい。電話で話をしてい

ると、先方から話が聞き取りづらいと言われてしまう」

(入れ歯がないと、それはそれで、発音が不明瞭になりますが……)

「歯科医院に行くときは、歯科医師に注意されるから入れていくけれど、いつもは外しているよ」

この方も、肝心の食事のときに入れ歯を外しているようですね。1~2本歯がないのなら、入れ歯を入れなくても何とか食事はできるかもしれませんが、欠損歯の多い人は入れ歯なしでは満足に食事はできないでしょう。そのうちに噛み合わせが狂ってきて、次々と歯を失い、最終的に大きな入れ歯を入れることになります。

また、入れたり外したりしていると、だんだん入れ歯が合わなくなってきます。

「入れ歯を入れるたびに、だんだんきつくなる」

「入れると痛い、長く入れていられない」

「前よりも、噛むと痛い。入れていられない」

というようなことが起きてきます。

この世の中に、変化しないものはありません。加齢と共に体が衰えていくように、お口の中も変化していきます。ですから、せっかく作った入れ歯が合わなくなったり、調子が悪くなったら、入れ歯を作った歯科医院に行って、調整してもらう必要があるのです。

また、2本以上、場合によってはそれ以上の歯をなくされている方で、入れ歯がいつも調子が悪い、歯科医院へ行って調整してもらっても、しばらく（数週間から数か月ごと）すると調子が悪くなるという方は、ブラキシズムが関係しているかもしれません。

一度、ブラキシズムについても、歯科医師と相談されてみてはいかがでしょうか。

◎入れ歯が痛くて歯科医院をハシゴした患者さんのケース

ある日、午後一番で来られた患者さんに、「新しく入れ歯を作ってほしい」と頼まれました。それまで使用されている部分入れ歯を見せてもらったところ、

「ん!?……、この入れ歯は新しそうですね。いつ作りましたか？」

「先月作ったが、痛くて痛くて噛めんわ！」

と、大変ご立腹です。

保険診療では、入れ歯は新製作してから半年間（6か月間）は、新しく作ってはならないという決まりがあります。入れ歯を見たところ、変色や着色もなく、確かに新しい入れ歯のようでした。

「これはまだ新しい入れ歯ですよね。先月作ったばかりでは、新しく作ることはできないんですよ」

とお伝えしたところ、

「これじゃ痛くて何にも噛めんわ、新しく作ってもらえんのかね」

「ええ、新しくはできませんが、調整や修理ならできますよ」

「入れてしばらくして、痛くて歯医者に行ったって、チョコ、チョコッといじるだけで、しばらくすりゃ～また痛くなって、何度行ってもよくならんわ」

と怒りはおさまる様子がありません。しかも、これまでの経過を聞いていると、何と5～6軒の歯科医院をハシゴしてきているようなのです。

さらに、使用中の入れ歯をよくよく観察してみると、入れ歯はあごの形にピッタリと合っており、部分入れ歯のクラスプ（入れ歯を固定する鉤、バネ）も折れたり変形したりせず、きつすぎるほどでもありません。

ところが、入れ歯の噛む面、人工歯の噛み合わせの面は、普通は人間の歯のように凸凹しているものなのに、何と真っ平で、まな板のようになっています。しかも噛み合わせてみると、しっかりと当たっておらず、隙間が1～2㎜あります。

「………!?　噛み合わせがない、歯同士が当たっていないですよ！」

これでは痛いどころか、噛むところがないのではないかと思いました。

「この入れ歯では噛めないでしょう？　しかも、上下の入れ歯はうまく当たっていません。

お食事のときは、奥歯のどこで噛んでますか？　これで食べものを噛みつぶすのは難しいでしょう」

「だから、痛くて噛めん！　と言っているだろう」

さて、痛くて噛めないと訴えるこの患者さん。しかしお口の中には、まともに上下で噛めていない入れ歯が入っています。これをどう考えたらいいのでしょうか。

この方は最後臼歯（歯並びの中で一番奥の歯）がなく、そこに部分入れ歯が入っています。こういう入れ歯を、「遊離端義歯」といいます。最後臼歯がないと、先にも述べたように、手前のほうの臼歯（最後臼歯より前の奥歯）が、将棋倒しのように次々となくなる方がいます。こういう方は、食いしばり、噛みしめの噛み癖を持っていることが多いと感じています。

これまで、奥歯が左右で3〜8本（奥歯は左右4本ずつ、上下で16本あります）なくなって、そこに部分入れ歯を入れて生活している方は、食いしばりや噛みしめがあると、

「入れ歯を入れていても噛むと奥歯のほうが痛い」

「食事をすると食事中痛くて噛めない」

「入れ歯をしていられない」

という状況になりやすいようです。しかも入れ歯の歯は人間の歯よりも軟らかいので、

減りやすいのです。この患者さんも、そのようなケースではないかと思われました。そこで、噛み合わせの応急処置を行い、噛めるようにバランス調整をして、入れ歯の痛がる部分を調整で削合のうえ、裏打ちをしました。

その後、来院されていないために、予後を診ていませんが、このように、ブラキシズムの方々は、ときに応急処置で対応して症状が軽減、もしくは改善しても、しばらくすると、また入れ歯での問題が起きやすいといえるケースをたくさん見てきています。

よい意味で、歯科医院との関係を切らないお付き合いをしていくことが必要でしょう。

それでも、なぜ入れ歯が痛いのか

入れ歯が痛いとき、噛み合わせを診て、奥歯の人工歯を削って当たらなくなるようにすると、痛みがなくなることがあります。歯科医師の中には、入れ歯の咬合面（人工歯の噛む面）をすぐにジャンジャン削って、痛みを取ろうとする人がいます。

これは、よほど入れ歯の噛み合わせが狂っていない限り、やってはならないことなのですが、それで噛み合わせのバランスがよくなって、一時的に問題が解決することもあります。しかし、それだけではまた痛くなることがあり、根本的な解決とはいえません。

何回も歯科医院に行って調整しても、何軒も歯科医院を変えて入れ歯を作ってみても、それでも入れ歯が痛い原因は何でしょう。

私は、噛み癖である「ブラキシズム」がある限り、この地獄のような苦しみから救われないと思います。大げさな言い方だと思われるかもしれませんが、入れ歯で本当に苦しんでいる方々は、日常生活の中で日々大変な思いをされています。そういう方は、とても多いと思います。

●ブラキシズムで入れ歯が壊れる!?

歯を失った方に対して、これまで部分入れ歯やブリッジの補綴治療を、多くの方に受けていただきました。しかし経年変化で、ブリッジの支台歯の根本（歯肉との境目）から虫歯になったり、かぶせてある歯の根が割れたり、ブリッジそのものが壊れたりすることがあります。

部分入れ歯の治療でも、治療したところはトラブルを起こしやすく、入れ歯のクラスプ（固定するバネ）のかかっている歯が虫歯になったり、あごの骨が吸収して入れ歯が合わなくなったり、入れ歯を固定している歯が動き始めたりします。

このように再治療になる理由やケースはさまざまですが、再治療後に再び問題が起きて再々治療になることもあります。ブリッジの再治療後、最短で2年以内に問題が起きる方

二つに割れた入れ歯

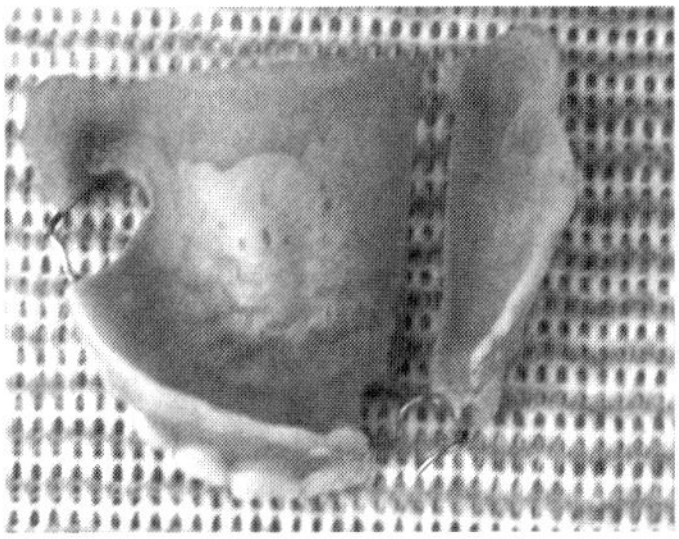
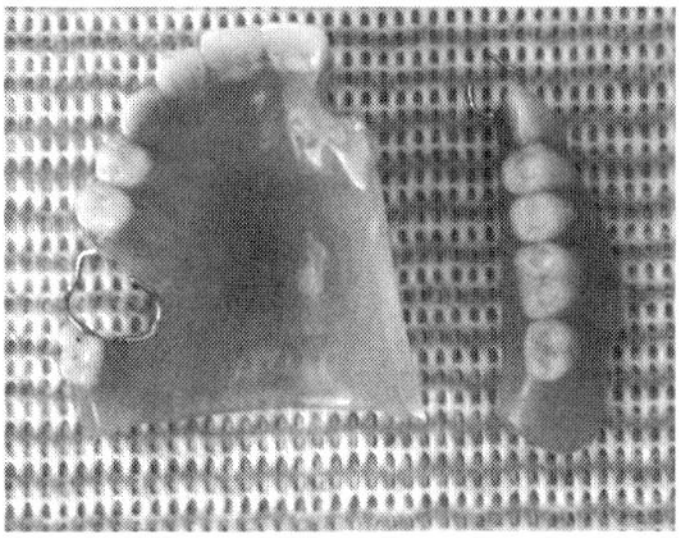

もいます。ところが、同じように再治療になっても、10年くらい持たせる方もいます。

治療時の歯牙（歯）の状況はいろいろで、一つとして同じ状況はありません。しかし、似たような状況でも早期に問題が起きて再々治療になったり、抜歯になる方に共通していえるのは、やはりブラキシズムではないかと、私は感じています。

いままでの臨床経験の中で、最近は滅多にお目にかかることはないのですが、1本もご自分の歯がなく、上下総義歯でありながら、痛みもなく、何でも噛めるという方がいらっしゃいました。そういう方が、入れ歯を使用してしばらく（半年から1年くらい）すると、上の総義歯が真ん中あたりから割れてくるというケースを見かけることがあります。

入れ歯を使用している方は、あごの骨が時間と共にだんだんとやせてきて、入れ歯と上あごとの間に隙間ができてきます。噛むと、真ん中を支点として左右で歪み（沈み込み）が起きることで、真ん中あたりから割れやすくなるのです。

通常、総義歯は金槌（ハンマー）で叩くくらいのことをしない限り、真ん中から割れるようなことはありません。それくらい硬いものを噛まないと、割れることはないのです。しかし、それが割れるということは、よほど強い力で噛んでいるということです。これも、ブラキシズムの力の可能性を考えていいのではないでしょうか。

現在は、入れ歯の型を取る材料も進化して、精密にお口の中の型取りができるようになりました。入れ歯を作る材料や作り方も進化して、特殊な入れ歯や、優れた入れ歯が作れるようになっています。そういう入れ歯を使うと、お口の健康の回復や機能の維持が得やすくなりますが、それは、医療保険の範囲（指定された材料や作成方法）では難しかったりします。

補綴治療を受ける際には、保険診療内で受けるのか、保険外診療（いわゆる自費診療）で受けるのかも、よく考える必要があります。

◎入れ歯の方に、お願いしたいこと

入れ歯で苦しんでいる方は、世の中に大勢いらっしゃいます。確かに、入れ歯作りにはいろいろな問題があり、たとえば材料や治療方法による違い、歯科医師や歯科技工士の技量の差による問題などがあるかもしれません。

しかしそれだけではなく、医療保険制度上の古い制約や、現状にそぐわない材料を使わざるをえないこと、さらに、患者さん本人が気づいていない噛み癖、ブラキシズムも原因の一つであることを、理解していただきたいと思うのです。

もちろん、我々歯科医療者は、入れ歯が噛めない、痛いという問題をすべてブラキシズムのせいにしてはなりませんが、入れ歯の問題がなかなか解決しない背景には、この噛み癖への理解、認知が乏しいということがあると思います。

世間には、入れ歯の問題がなかなか解決しないことに対して、すぐに歯科医師に不満やクレームを露わにする方がいらっしゃいます。また、歯科医療の問題に対して、医療ジャーナリストや週刊誌の記者の方々の中には、歯科医師がすべて悪いというような書き方をして、歯科医師を叩くこともあります。

しかし、健康保険制度上の決まり（療養担当規則）の問題、さらに混合診療の禁止や、治療の一定期間内での回数制限、期間制限など、ほかにも原因があるということを知ってもらいたいと思います。さらには、原因除去が困難なこのブラキシズムという問題も視野に入れて、歯科医療問題や歯科医師に対する見解を述べていただきたいと思います。

インプラントとブラキシズム

ブラキサーはインプラント治療後の事故が起きやすい？

最近は、といっても20年くらい前からですが、歯のないところに、インプラント治療がよく行われるようになっています。

「入れ歯がどうしても気になる」
「入れ歯を入れてから話しづらい」
「もっと快適に食事をしたい」
「もとあった自分の歯のように、痛くなくて、お口の中を広く感じて、しゃべりやすいように変えたい」

こうおっしゃる方々にとって、インプラント治療は、確かに画期的な夢の治療法かもしれません。

しかし、ブラキサーの方は、治療後の経年変化で、インプラント治療の上部構造（人工歯根に取り付けた人工歯）ですら、すり減る速度が速い、もしくはセラミックの歯が欠ける、割れるという状況を、私はこれまでに何回も見てきています。

インプラントの人工歯は、アバットメントという支台で人工歯根に連結していますが、アバットメントを固定している中のスクリューが緩む、折れるといった事故が起きることがあります。場合によっては、ブラキシズムがその事故の原因になるとも考えられています。

現在の、進化したインプラント治療では見かけなくなりましたが、ブラキシズムはインプラント・フィクスチャー(人工歯根そのもの)が骨から浮いて取れてしまう症例や、フィクスチャー本体が骨の中で折れる事故、アバットメントとフィクスチャーの接合部分が破折(ヒビ割れ)する事故の原因にすらなる可能性もあります。

当院でも、過去に細いフィクスチャーが折れた事故が1件、アバットメントの中のネジが折れた事故が2件ありました。

もともとのご自身の歯を失うことになった方々で、その後も何本も歯をなくされているわけですから、やはり歯に関しては、いろいろな問題が起きやすいと思います。

● インプラントがダメになった患者さんのケース

当院で、再インプラント治療も含めて、全部で10本のインプラント治療を行った患者さんがいらっしゃいます。

ある日、歯が割れたと言って、Hさんが来院されました。お口の中を診ると、虫歯でもない歯が二つに割れています。何もないのに歯が割れることはまれで、私はすぐにブラキシズムを疑いました。

割れた歯を抜歯したのを皮切りに、7本の歯が次々に折れたり、割れたり、抜くこととなり、インプラントで補綴治療を行いました。7本中、いまも最初のインプラントが残っているのは4本。あとの3本のうちの1本目は、治療して2年目に脱落。その後5年間、何の問題もなく定期検診を受けておられましたが、6年目に畑仕事をしているときに、いちばん奥の歯（2本目のインプラント）が落ちてきました。3本目もその後脱落して、奥歯の大臼歯部で2本、小臼歯部で1本、合計3本インプラントの再治療を行いました。したがって、全部で10本インプラントを入れたことになります。

この患者さんは、すべての治療後3年目ですが、メンテナンスにも通院されながら問題なく過ごしておられます。しかし、ナイトガード（スプリント治療）も使用されています。

なぜHさんのインプラントが3本もダメになってしまったのか。これはご本人もブラキシズムであることが最初の抜歯のときからわかっていましたので、納得されていますが、このケースを見ても、ブラキシズムの噛みしめる力がいかに大きいか、驚くばかりです。

●保険導入は「名ばかり」の現状

歯がなくなった患者さんに対して補綴治療を勧めるとき、保険の利く入れ歯やブリッジ治療と共に、保険外のインプラント治療の説明を必ずするようにしています。ところが、高額なイメージが強いのか、否定的な反応が返ってくることが多々あります。

「あ〜、なんか、高いとかいうやつね」

「インプラント！ インプラントはやらんで！ やらんで、いいでね！」

「そうやって歯医者は、金儲けのためにインプラントをすぐ勧めるんだと、どこかで読んだぞ！」

「インプラント治療って、怖いんでしょう？ 何か事故が起きて死亡した方がいるらしいじゃないですか！」

(確かに、過去には不幸にしてそのような事例がありました)

「インプラント治療したって、一生持つわけではないんだろ。持つならしてもいいけどな」

(どんな治療も、一生持つなどという夢のような治療はないと思いますが)

「インプラント治療ですって！ どこにそんなお金があるんですか？ 先生がポケットマネーでやってくれるんなら、やってもいいですけどね（半分怒りを込めて)」

（はっ⁉　なぜ歯科医師の私が、あなたの治療のためにポケットマネーを出さなければならないのでしょうか？）

「インプラント治療は、何で保険が利かんのだ！　そうやって保険外治療ばかり勧める歯医者はよくないぞ。それに、どこかでインプラント治療は保険で受けられると聞いたことがある。嘘言っちゃダメだ！」

この患者さんがおっしゃるように、インプラント治療は、過去に保険導入が行われました。しかしそれを保険診療で行うには、現在は細かな条件がいろいろとつけられています。その条件に合う方は、世間ではほぼいません。

その条件とは、次のようなものです。

①病気や第三者による事故で、顎骨を広く損傷している。
②生まれつきあごの骨が3分の1以上欠損している、または生まれつきの疾患などで形成不全がある。

つまり、歯科以外の病気や事故が原因で、一人のお口の中で8本以上歯がないこと、という条件があります。また、保険で治療を行える医療施設や歯科医師も、厚生労働大臣の認定を受けた歯科医療施設や認定歯科医師だけで、非常に少ないというのが現状です。そのため歯を失った大多数の患者さんは、保険診療ではインプラントはできないと考えたほうがいいでしょう。

●健康な咬合を長く維持するために

私の学生時代は、インプラント治療を大学で履修することはありませんでした。その後、卒後教育といって、それぞれの歯科医師が、自主的にインプラント製造メーカー主催やインプラント学会主催等の研修会などに参加し、勉強して、身につけたものです。現在では、若い世代、40歳代半ばから下の歯科医の先生方は、大学でしっかり習得されていると思います。

インプラント治療の歴史の中で、初期の頃は確かにいろいろな問題もありました。しかし、この治療が日本で普及して35年以上たち、インプラントの治療法も材料も技術も格段に進化しています。リスクという点では、そんなに心配されることはないと思います。

インプラントであれ、入れ歯であれ、大事なことは、歯がなくなった部位に速やかに噛み合わせの歯を入れることです。それが、咬合の崩壊を防ぐ第一歩です。しかし、歯を入れたから終わり、ということではありません。むしろ、ここからが、お口の機能を維持する出発点です。

なぜその歯がなくなったのか。そして、せっかく入れた歯をより長く持たせるためには、どうしておいたほうがよいのか。そこまで歯科医師と相談したうえで、お口全体を考えた歯科治療を受けることが大事なのです。

また、そのように考えて、お口の状況を説明してくれて、お口全体に必要な治療計画を示してくれる歯科医師とお付き合いをしていくことも重要だと思います。それが、今後長きにわたって、ご自身のお口の健康を維持管理していくことにつながります。

顎関節症とブラキシズム

生活習慣や噛み癖の影響が大きい

ブラキシズムが顎関節症の発症に関わっているということは、歯科医療者の間ではよく知られています。

顎関節は、頭の骨（側頭骨）と下顎の骨をつないでいる関節で、下顎骨にある関節顆頭という出っ張りが、側頭骨にある下顎窩というくぼみにはまり込むような形になっています。耳の前に手を当てて口を開けたり閉めたりすると、顎関節が動くのがよくわかりますよね。この関節は人間の数多くある関節の中で唯一、両側が同時に動くという、特殊な機能を持っています。

顎関節の構造

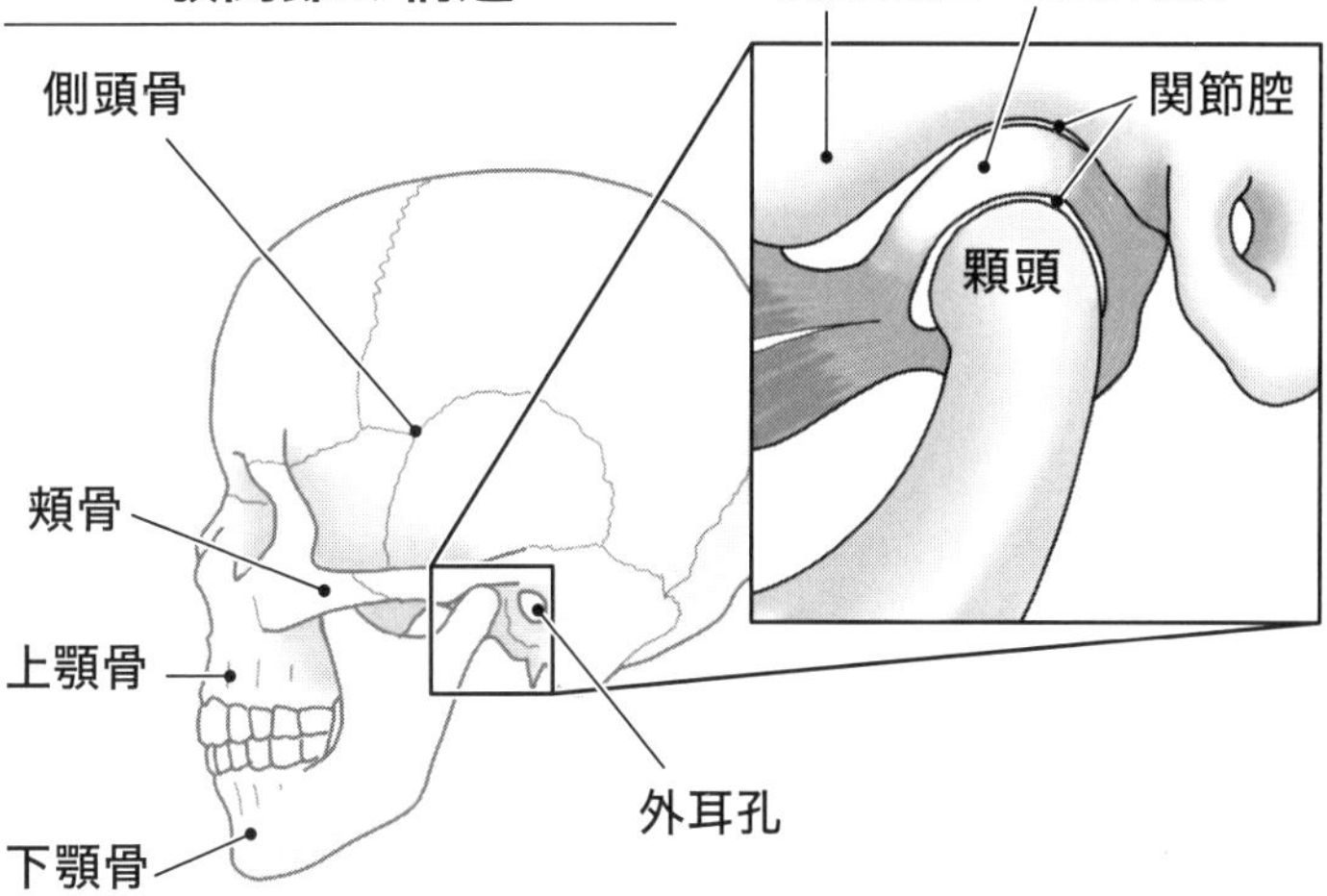

顎関節症は、顎関節の違和感、口が開けにくい、あごが痛い、口を開け閉めするときに顎関節にカクカクとかカックンというような音がする、といった症状の出る疾患です。ひどくなると、口が開けられなくなったり、ものを食べるのも大変になってきます。

顎関節症の原因は、いまのところよくわかっていませんが、外傷や、お口の中の大きな噛み合わせの変化などと共に、背景には生活習慣やストレスがあるといわれています。頬づえやうつ伏せ寝の習慣があったり、ストレスによる緊張で無意識のうちに食いしばっていたりすると、顎関節に負担がかかってきます。それに加えて、歯の噛み合わせや歯並びのバランスが悪く、安定して噛めないために、顎関節に悪い影響を長年与えたり、さらに歯ぎしり、食いしばりといったブラキシズムの力の影響も無視できません。

奥歯を失った方が、そのあと歯を入れずに放置すると、臼歯部の噛み合わせの高さが変化して低くなります。そこに食いしばりや噛みしめが強く作用すると、噛んだときに、顎関節では下顎頭が下顎窩に押し上げられて、奥に押し込まれるということが起きます。また、歯ぎしりによってあごに強い力がかかれば、あごを動かしている顎関節の関節円板や、その周辺の靭帯・筋肉にも相当の負担がかかります。

そういう状態が長く続くと、先ほど述べたような顎関節症の症状が起きやすくなってきます。放置すると、下顎骨関節顆頭が変形したり、顎関節の骨の間にある関節円板や、顎関節周辺の筋肉などが損傷してきます。すると、顎関節症はさらにひどくなり、治りにくくなります。

また、TCH（歯牙接触癖）のある人は、弱い力でも昼夜を問わず上下の歯を接触させているので、あごや筋肉に持続的に負担がかかります。それが顎関節症をひどくしたり、治りにくくするといわれています。

顎関節症は、一つのことが原因ではなく、さまざまな要因が重なり合い、体の許容量を超えたときに発症しやすくなると考えられています。それだけに、原因を特定しにくく、治療も難しいのですが、ブラキシズムやTCHのような噛み癖の影響も、間違いなくあると私は考えています。

●再発しやすく治りにくい厄介な病気

顎関節症は、軽いものなら自然に治ることが多いので、それほど心配することはありませんが、ひどくなって生活に支障が出るようになると、治療が必要です。しかし原因がハッキリしていないだけに、簡単で有効な治療方法もありません。痛み止め以外に治療薬もありません。

現在行われているのは、スプリント療法や理学療法などによる保存療法が中心です。そのため治りにくく、いったんよくなっても再発しやすいのです。顎関節症の専門医の中には、生活習慣を見直さない限り、再発は防げないとおっしゃる先生もいます。

こうしたことから世間では、

「顎関節症は治らない」

「歯科にかかっても、治してもらえない」

「どこにかかったらよいかわからない」

「耳鼻科からの紹介で行ったのに、歯科では治せないのか」（怒り）

というようなことがいわれています。

しかし、なかには「神の手」といわれるような技術を持つ顎関節症の専門医もいて、咬合論に基づいた噛み合わせ治療を行い、高い効果をあげています。この理論によると、噛み合わせ（咬合）のバランスが整うと、ブラキシズムも改善するそうです。このことからも、ブラキシズムや咬合の安定が、顎関節症に関係していることが容易に想像されます。

顎関節症がひどくなると、痛みで口が開けられなくなり、食事も満足にできなくなってしまいます。重症の顎関節症には手術という選択肢もありますが、そこまで行く前に、何とか手を打つべきだと思います。

北米などでは、顎関節症の治療に、チーム医療を取り入れているという情報もあります。歯科だけでなく、心療内科、整形外科、カイロプラクターの方々が一丸となって治療にあたっているということで、80％くらいの改善率があるそうです。

日本でもそういう体制ができればいいのですが、現状では、まだまだ遠いと言わざるをえません。

くり返しになりますが、年齢と共にお口の中も年をとります。この経年変化によって、咬合バランスも変化します。些細な問題でも、放置しておくと大きな問題に発展して、最後には無二の財産である「歯」を失うことになります。小さな咬合変化から、咬合崩壊を招いてしまうこともあるのです。すると、お口周辺の問題だけでなく、体全体の健康が損なわれていくことにもなりかねません。そのことを頭の片隅にとどめておいて、ブラキシズムという習癖を意識し、今後どう付き合っていくか考えていただきたいと思います。

コラム❶ あるクレーマーの話

ある日診療室に、日本語のたどたどしいアジア系の女性が、「右上の奥歯が噛むと痛い、痛くて噛めない」と来院されました。調べると虫歯はなく、歯槽骨の吸収もひどいものではなかったので、痛み止めの薬を処方してお帰りいただきました。

ところが、翌日再来院して、「痛いから早く抜いてほしい！」と訴え、抜いてくれるまで帰らないと、診療台の上に正座したまま動かないのです。しかし、虫歯でも重症の歯槽膿漏でもない歯を抜くことは、通常では考えられません。

困り果てて、なんとかお引き取りいただきたいとお願いすると、どこかに電話をかけた後、何も告げずに外に出て行きました。30分後、目つきの鋭いスキンヘッドの男性と一緒に、再びこの女性が来院。男性が、院長（私）に話があるというのです。いったい何の用なのかとソワソワ、ドキドキして、目の前の患者さんの治療をしながらも、落ち着きません。治療が終わり、二人に診療室に入ってもらうと、

「こんなに痛がっているのに、なんで歯を抜いてくれねーんだっ！」

「虫歯でも歯槽膿漏でもなく、しっかりしたきれいな歯なので、抜く必要はありません」

「じゃあ、なんでこんなに痛がって、薬を飲んでも効かないんだ！」

こんなやりとりがしばらく続き、それでも抜歯を拒んでいると、その男性が激怒し、「本人が言ってるんだから抜きゃあいいだろっ、なんか問題あるんか！」と怒鳴りだして、私はビビりまくりです。

都会では、抜く必要のない歯を抜いて、後で言いがかりをつけられたり、訴えられたり……という新手の詐欺があるという話を聞いたこともあります。そんなことは一切しない、抜いても文句も言いがかりもつけないという言質を取って、結局、その歯を抜くことにしました。しかし健康な歯ですから、抜くのも大変で、30分以上時間がかかりました。この女性は一週間後に抜歯後の消毒に来て一件落着となるはずでしたが、それで終わりにはなりませんでした。数日後、今度は姉と称する女性が一緒に来て、こう言うのです。

「先生は、抜く必要のない歯を抜いたそうですね。そのおかげでこの子はご飯が食べづらくなった。どうしてくれるの！」

前回来た男性とは連絡がつかず、姉を名乗る女性からは「治療費を返せ」と言われ、それも承服はできません。しかし長いことゴネられて、結局、治療費の半額を払ってお帰りいただきました。後日談ですが、この女性は近隣界隈では有名なクレーマーで、警察にもマークされているということでした。

第4章

ブラキシズムの治療

——治せなくても軽くすることはできます

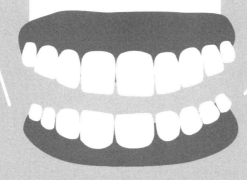

ブラキシズムに治療法はない？

治せなくても軽減できる方法はある！

ブラキシズムは、ある意味では、ありふれた癖です。しかし、悪しき習癖で、長きにわたって続いたり、強い力がかかり続けたりすると、歯や歯ぐきや顎関節を傷め、お口の疾患につながっていきます。

とはいえ、なぜブラキシズムが起きるのでしょうか。

一部には、ストレスとの因果関係を指摘している歯科医の人々もいますが、原因が特定されていないので、病気のカテゴリーには入らず、治療法も確立されていません。もちろん、特効薬のような薬があるわけでもありませんから、正直なところ、治す方法はないといえる現状なのです。

ですが、軽減する方法はあります。ブラキシズムを少なくして、お口への影響を減らせば、治ったとはいえなくても症状はなくなります。

その方法の一つが、スプリント療法です。「スプリント」（マウスピース）という装置をお口にはめて、噛み癖を矯正する治療ですが、まじめに取り組めばブラキシズムが出なくなる人もいて、十分効果が期待できます。

一方で、新しい動きも出ています。ブラキシズムに対して、一部の歯科医師の中には、咬合調整治療や歯科矯正治療、オーラル・リハビリテーション治療を行う先生方がいらっしゃいます。

オーラル・リハビリテーション治療とは、あまり馴染みがないと思いますが、咬合学に基づいてお口全体の環境や機能を改善させる歯科治療のことです。その中でも、全顎を対象にしたフルマウス・リコンストラクションという治療は、お口の中のほとんどの歯を治療して、噛み合わせを再構築するという大がかりな治療です。こうした治療を短期間に、あるいは段階的に長期間かけて行うことで、ブラキシズムを克服できるという歯科医師もおられます。

これらの治療についてはあとで述べますが、現行の健康保険診療ではできないことも多く、保険外治療（自由診療）になると、高額な治療費がかかってしまうこともあります。

● 現在行われている治療の問題点

私は、歯を守るためにも予防的な歯科医療が必要だと思っていますが、その中で見落とされてきたのが、ブラキシズムという問題なのです。多くの歯科医師がブラキシズムの問題を、それぞれ多少の違いはあるものの、歯の健康を損なうものとして認識していると思います。

ところが、実際の治療となると、言い訳めいてしまいますが、保険という縛りの中で、なかなか思うようにできないというのが実情です。

現在、スプリント療法は保険診療になっていますが、私が歯科医師になったばかりの頃は、保険は利きませんでした。その頃から、ブラキシズムによると思われる歯の痛みや、歯ぐきがしみる、銀歯の脱離などがありましたが、原因がわからないだけに、その症状を取る（軽くする）応急処置しかできなかったのです。

「痛くて食べれんから、なるべく早く治してくれや」

「痛いとこだけ治療してくれ」

「今日は忙しいから、そこだけ治療してくれればいいんだ」

「とにかく痛くないようにしてくれんか」

患者さんからは、こういう要望も多いものです。しかし、応急処置の連続では、つぎはぎだらけの治療になってしまいます。家でいえば、「雨漏りしたから漏っているところをふさいだ」、「床が腐りかけているからシロアリ駆除をした」というような、その場しのぎの手当てです。こうしたつぎはぎだらけの治療を続けていたら、やがて他にも波及して、もっと大きな機能障害が起きるかもしれません。

もちろん、歯科医師がみんな、こういう治療をやっているわけではありませんし、ブラキシズムという現象を無視しているわけでもありません。私もそうですが、患者さんの要求や保険診療のルールとの板挟みの中で、どうやって治療をしたらいいのか悩みながら、試行錯誤の日々を送っている歯科医の方も多くいるのではないでしょうか。

ひどいブラキサーの方は、何度も同じところが壊れたりします。治療しても、すぐに同じところが悪くなりやすくなります。ところが、保険診療での治療には期間制限があります。小さな虫歯は一度治療したら半年間はいじれない。入れ歯も半年間は新しく作ってはいけない。かぶせ物は2年間保険請求はできないのです。そういう中で、虫歯でもないのに、痛い、しみる、かぶせ物が取れた、という治療を、腰を据えてするのはなかなか難しいものです。

ブラキシズムが原因だとわかっていても、根本から治すような、系統だった対処法がないのです。

有効で確実な治療法、スプリント療法

安全で副作用がない

私は20年以上前から、ブラキシズムに対してスプリント療法を行ってきました。これはスプリント（マウスピース）という装置を口にはめてお口を保護する治療で、理学療法の一つです。

この療法のよい点は、副作用がないことと、もし問題が起きても、すぐにスプリントを外せば、もとのお口の状態に戻れることです。患者さんの中には、アレルギーのある方や、薬の副作用を心配される方も多くいらっしゃいます。そういう方でも、安心して受けることができます。

また、スプリント療法は、健康保険診療の範囲内で治療を受けられます。平成の初め頃は、まだ「ブラキシズム」（歯ぎしり限定）では保険診療の請求ができなかったと思いますが、現在は「口腔内装置」として、歯ぎしりも健康保険で治療可能になりました。

お薬としては、痛み止めや筋肉弛緩剤の内服薬も保険診療で処方が受けられますが（都道府県によって対応は異なります）、私は薬は緊急避難的に使い、極力お薬には頼らないようにしています。

スプリントにはいろいろな種類がありますが、歯科では、歯同士が当たってすり減ったり欠けたりしないように、歯型に合ったカバー状のもので上顎の全部の歯を覆い、上下の歯同士が当たらないようにします。このカバーを「マウスピース」とか「ナイトガード」と呼び、夜間、寝ている間に装着して、歯や歯ぐきを保護します。

ただし、多くの方が望まれるように、すぐに、確実に、簡単に効果が出るものではありません。個人差もありますが、最低1〜2か月以上、大半は3〜4か月くらいかかります。また、多くの方々(対象患者さん7〜8割)に結果(症状の軽減や消失)が出ますが、その一方で、なかなか症状が消えず、治療を中断される患者さんも少なくありません。

おそらく、患者さん自身の協力度の差が、結果に反映されるものと思われます。また、治療中はブラキシズムが安定していても、スプリント治療をやめると再発しやすい患者さんもいらっしゃいます。

このように、スプリント治療の結果には個人差があり、結果を出すには、患者さん自身の自覚や努力も必要になります。

●20年以上スプリント療法を続けている患者さんのケース

患者さんの中に、20年以上もの間スプリント（マウスピース・ナイトガード）を使用し続けているRさんという方がおられます。定期的にマウスピースのチェックに来院されますが、先日来られたときには、こんな会話を交わしました。

「いまでも快適に、毎日使用されていますか？」

「ええ、毎日夜は入れて寝ていますよ。これを使うようになってから、安心して寝られるようになりました。これがなかったら、怖くて寝られません。熟睡できるようになったので、本当に助かっています。旅行に行くときも、先生に言われたようにケースに入れて、保湿して持って行ってます」

「素晴らしい！　今後も続けてくださいね。何かあったらすぐにご連絡のうえで、ご来院ください」

Rさんは長いことお付き合いいただいている方で、初診時には、多数歯の知覚過敏や歯牙（歯）の咬耗、修復物の脱離があり、毎年悩まされていたそうです。1年間で同じ歯の銀歯が1～2回ほど取れて、何回も別の歯科医院にかかっては、再発をくり返していたそうです。

その後、当院でスプリント治療を受けることになり、マウスピースを使用するようになってからは、毎年銀歯が取れるようなことはなくなりました。2〜3年に一度くらいに減ってきて、ここ数年は、他の治療した歯の修復物が取れて来院されることはあっても、最初の頃に何回も脱離した銀歯が取れることはなくなりました。スプリント治療の効果が十分に出ている患者さんの一人です。

ちなみにRさんが使っているマウスピースは、長期的に使うメンテナンス用のものです。

●2000人以上にスプリント治療を行ってみて……

これまで、私は2000名以上の患者さんにスプリント治療を行ってきましたが、誰にでもスムーズにこの治療を受け入れていただいたわけではありませんでした。最初の頃は、

「また、その話かい。何度も来るたびに言われるけれど、俺はそれはしないからな！」

「くどい！　もう3回目だが、今後その話はしなんでいい！　前から言っているように、私はそんなこと（歯ぎしり）はしていない」

「もうけっこうです。わけのわからないことを言われて、そのうえ、あんな大きなものを口に入れて寝るなんて、考えただけでもゾッとしますよ！」

「そう言われれば、前にマウスピースを作って入れていたことがあったが、あのときに使

って以来、使っていないよ」

などなど……。診療室ではいろいろなことが起こりますが、ブラキシズムに関する話題は尽きません。

それでも、多くの方々に受けていただいた過去の経験から、半分以上、手前味噌ながら、7～8割の方に症状の軽減や消失といった結果が得られています。もちろん、大学病院のように統計を取っているわけではありませんから、科学的根拠にはなりませんが。

ただし、症状は人によって差があり、経過にも波があります。同じ患者さんでも、よいときもあれば、しばらくすると悪くなることもあります。また、一時よくなっても、スプリントを使用しなくなると、また症状が出てくるという方もいらっしゃいます。

総じていえるのは、まじめに歯科医院に通院して治療を受け、ご自分でも自宅で噛み癖の改善（自己暗示療法など。後述します）に取り組んでおられる方々は、悪い状態のまま改善が見られない、ということはないように思います。

反対に、治療期間中に半分もスプリントを使用していない、一度使用しても、その後は使用をやめてしまったという方々は、通院していてもなかなか改善が見られません。もしくは、少しもよくならないということがあります。滅多にあるケースではありませんが、通院中も徐々に悪化したという、不思議な患者さんも診てきました。

スプリント療法は、まじめに取り組めば結果を残してくれます。これは、ほぼ間違いないといえます。

1週間で改善した患者さんのケース

「痛くて、噛むことができない」

Eさんが渋い顔をして診療室に入ってこられたのは、やはり冬の寒い日でした。過去にも同じような症状があって別の歯科医院で診てもらったそうですが、「問題ない」と言われたそうです。確かにお口の中を見ると、虫歯もなく、問題はなさそうでした。

私はEさんにブラキシズムのことを説明し、咬合調整とナイトガード（マウスピース）を勧めてみましたが、なかなか受け入れてもらえませんでした。仕方なく、咬合調整と痛み止めの服用で、しばらく様子を見ました。

しかし3回ほど咬合調整をしても改善せず、痛み止めの薬も効かず、Eさんもこれではたまらないと諦めたのか、いよいよナイトガードを入れてみることにしました。すると、1週間で改善し、痛みもなく噛めるようになったのです。

「不思議だねぇ。自分では絶対にそんなこと（歯ぎしり）はやっとらんと思っとったんだよ。でも、そういうことだったんだね！」

Eさんも結果を見て、「納得するしかない」と話していました。

歯科で使われるのは、どんなスプリント?

スプリントと呼ばれるものには、いろいろな種類があります。歯科では口腔外科分野で使われることが多く、骨折時の暫間《ざんかん》期間にあごの骨や、歯牙（歯）同士を固定する「副子《ふくし》」「副木《ふくぼく》」と呼ばれるもの、「テンプレート」という歯型や入れ歯もあります。またブラキシズムの治療のほか、顎関節症の治療に、あごの関節を安定させる目的で入れる「スタビライゼーション型スプリント」と呼ばれるものもあります。

一方、スポーツ用のスプリントもあり、「スポーツマウスガード」「スポーツスプリント」と呼ばれていたりしています。競技中に口腔領域を守るために装着するもので、ボクシングやアメリカンフットボールやラグビーの選手がよくつけていますね。

ブラキシズムの治療に使われるスプリントは、「マウスピース」「ナイトガード」とも呼ばれ、硬いレジン（プラスチックのような樹脂材）製のハードタイプと、シリコンゴムのような軟らかい素材を使用したソフトタイプがあります。私はおもにハードタイプを使っていますが、歯科医師によってはソフトタイプを使用する場合もあるようです。

当院が採用しているスプリント治療におけるマウスピースの種類は次のように3種類あ

り、いずれも上顎の全部の歯を覆うような形をしています。基本的には、夜、寝ている間つけてもらいます。

① 診断用

歯ぎしりや噛みしめをしているかどうかを判断するときに、使用してもらいます。黒いマジックインクや赤色のスプレーインクが塗ってあるマウスピースを二つ作って、1～2週間ほど使ってもらい、インクやマウスピースの削れ具合を見て、ブラキシズムがあるかどうかを判断します。

② 治療用

歯ぎしりや噛みしめをしないように使うものです。上顎に入れるマウスピースですが、下の前歯でしか噛まないようになっており、歯ぎしりできにくいように前に壁がついています。この壁は、上の前歯の代わりに下の前歯のガイドとして機能し、過度の歯ぎしりから保護すると共に喉の渇きの防止にも役立ちます。これを入れていると夢が多くなったり、睡眠が浅くなるように感じたりしますが、次第に慣れてきます。

これをはめて寝て、あごの関節が疲れたり、外したあとで下の前歯が浮いた感じがするときは、歯を噛みしめている証拠です。治療型マウスピースを使うと、患者さんの中には、劇的によくなる方もいたりします。ただし、治療期間の数か月間（3～4か月間）しか使

スプリント治療におけるマウスピースの種類

診断用

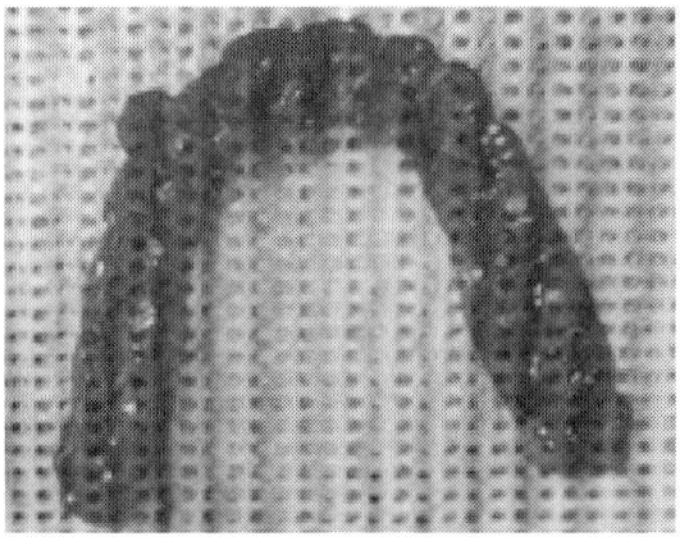
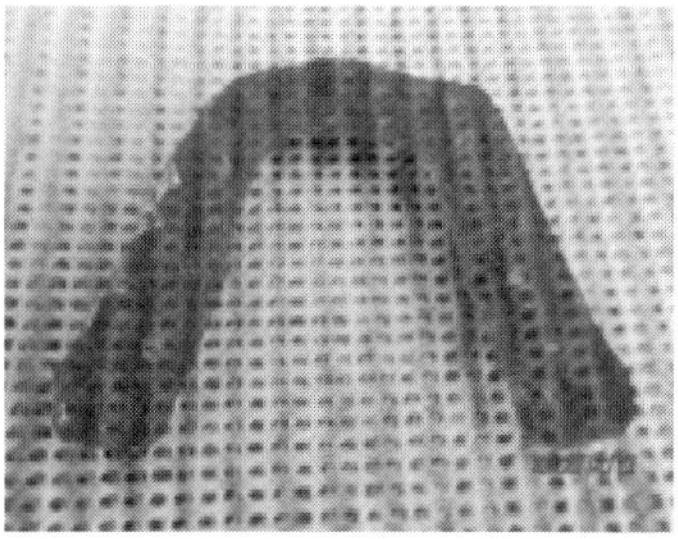

治療用

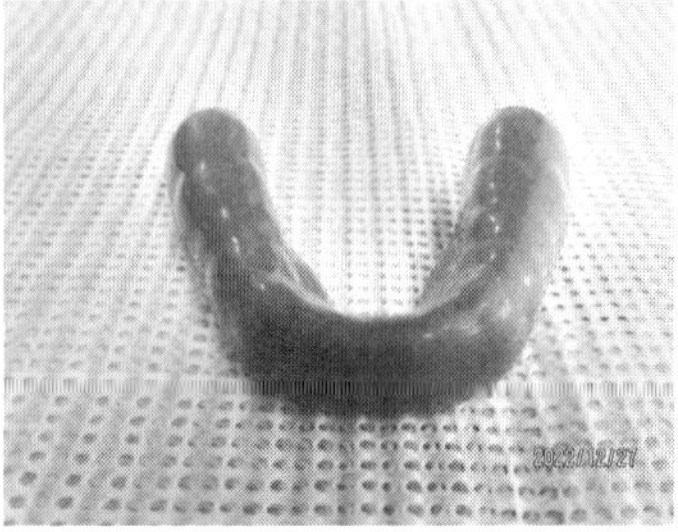
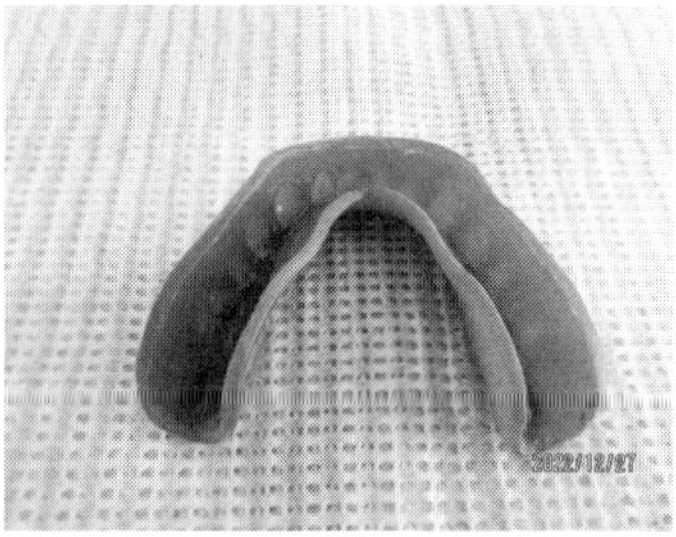

メンテナンス用（全顎咬合型）

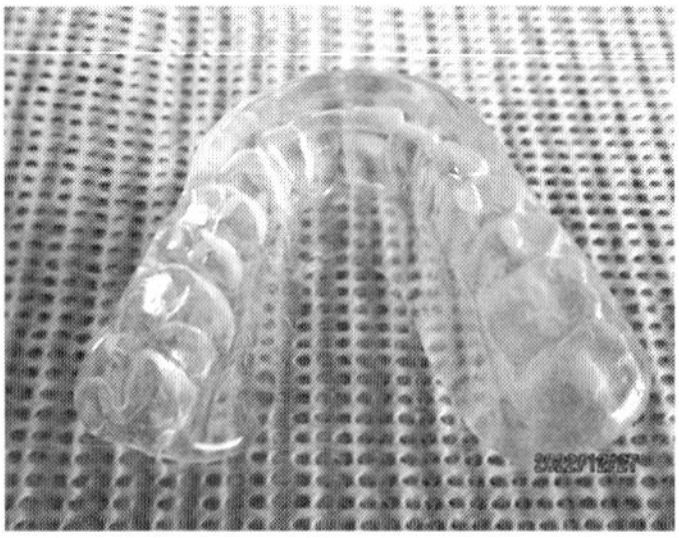
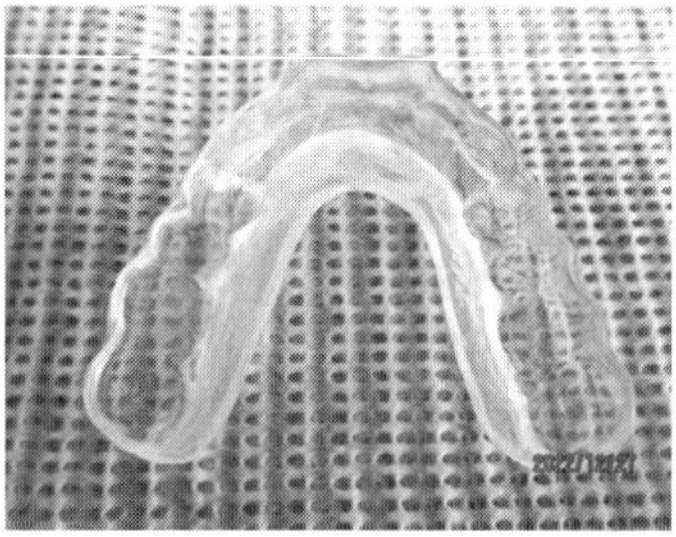

ってはいけません。長期間使うと噛んでいない奥歯が伸びて、噛み合わせが狂ってしまうことがあります（前歯が当たらなくなったりします）。

③メンテナンス用

治療型のマウスピースで効果があがらない方に対しては、経過観察の数か月後にメンテナンス用を使用し、全顎で咬合（当たる）できるようにします。

●治療の手順

患者さんの診査診断をしてブラキシズムと診断したら、患者さんに治療の説明を行い、インフォームドコンセント（同意納得）を得ます。そこから、治療を開始します。

①治療用のマウスピースを作成するために、上下の歯型と噛み合わせを採ります。

②数日後、歯科技工所から届いたマウスピース（保険用語では「口腔内装置１」）を患者さんのお口に入れて、セットします。

③マウスピースの使用方法と出し入れの練習をし、注意書きの説明書を渡して、調整が必要なら噛み合わせの調整をします。同時に「自己暗示療法」の資料を渡して、自宅で本人ができる改善方法を指導します。

④マウスピースは入れるだけでは改善しないことが多いので、毎週通院してもらい、マウスピースを使用したあとの経過を記録したり、調整をして予後を診ていきます。
⑤経過によって、1～2か月から3～4か月後にブラキシズムが少なくなっていたら、使用を中止します。経過観察中に症状が軽減してマウスピースを外したいという方は、そこでいったん使用を中止し、再び症状が現れたら、早めに再来院してもらいます。
⑥経過が思わしくない方には、途中からTCH（歯牙接触癖）の情報と説明書を渡して、TCHの改善（行動変容療法）にも取り組んでもらうようにします。
⑦ブラキシズムやTCHは、病気ではないとはいえ、日常の生活習慣の中で起きる不良習癖なので、できれば定期歯科検診を受けてもらい、お口の健康診断で不良習癖の検査や改善を行っていきます。

以上が一般的な診療の流れですが、患者さんの状況によっては、他の方法をとったり、治療期間が長期に及ぶこともあります。

こうして治療をした患者さん方の症状がいったん改善しても、しばらくすると再発することがあります。わかりやすいケースでは、「歯がしみる」と言ってこられた方にマウスピースを使ってもらうと、早い人で2週間から1か月以内に症状が軽減します。しかしマウスピースの使用をやめてしまうと、2～3週間から1か月以内に症状がぶり返すことがあります。使うと、また症状はなくなります。そういう意味では、スプリント療法は対症療法的な側面の強い治療といえるでしょう。

私自身も、5～6年前にスプリント療法を行いました。前にも触れたように、私には歯ぎしりがあり、冬になると歯がしみるという自覚症状がありました。レントゲンで見ると虫歯ではないので、原因はおそらくブラキシズムです。そこでマウスピースを使ったところ、すぐに治りました。症状が出て早めにマウスピースを使うと、効果もすぐに出るようです。しかしやめると、1～2か月でまたしみるようになりました。

その後は、「自己暗示療法」(後述します)が功を奏しているのか、冬になってもしみなくなったので、マウスピースは使っていません。ブラキシズムが治ったわけではありませんが、症状が出なければ、安定していると考えています。

●成果をあげるために必要なこと

スプリント療法は、マウスピースを作ってお口に入れるだけでは、よい結果は出ません。確実に効果を出すには、お口にはめたときに安定するように、マウスピースが精密でしっかりとしたものであることと、セット後(お口に入れたあと)は、歯科医院で予後を診て、咬合やフィット感を調整して、快適に使用できるようにしてもらうこと。この2点が重要です。

さらには、歯科医院で生活習慣の改善指導などをしてもらうことも必要でしょう。

以前の健康保険では、マウスピースをお口に入れるまでの点数はありましたが、その後の調整は、どんなに重要な調整をしても、調整料はすべて無料（0点）でした（そのため調整をしない歯科医院もあるようです）。患者さんからは、

「以前に作ったことはあるが、結果が出なかったので、今回は遠慮します」

「入れてもその後、調整や様子を見るように来院を促されたことはなかった」（当然、よくならなかった）

「作って入れたが、痛くて入れていられなかった。その後（歯科医院には）行っていないので、今回もその治療はしたくない」

というような、悲しい結果を聞くこともありました。しかし、現在の「口腔内装置」という名目のスプリント療法では、健康保険の療養担当規則が変わって、少しの調整料が、毎月初回だけ診療費として点数がつくようになりました。

ですから、マウスピースを入れたあとは、予後を診てもらい、調整もしてもらって、快適に使用できるようにしてもらい、結果が出る治療を受けていただきたいと思います。

なお、マウスピースが壊れたときは修理ができますが、なくしたり、修理不能（バラバ

ラになったり、部品が足りなくて修理できない）の場合は、新しく作ることになります。保険診療では、マウスピースを作ってから半年間は、再度新しく作ることはできない決まりです。大切に使用していただきたいと思います。

これまで20年以上スプリント療法を行ってきた経験からいえることは、スプリント療法は、安全で副作用がないブラキシズムの治療方法の一つではないか、ということです。もちろん、緊急避難的に、痛み止めなどの薬の力を借りなければならないケースもありますが、矯正治療やインプラント治療を併用した欠損補綴治療など、バランスがよくて奥歯でしっかりと噛める治療ができない方々は、応急処置的にはスプリント療法を正確に受けていただいて乗り切るしか今のところ手がないといえそうなのです。

ともあれ、みなさんの日頃の咬合力（噛み癖による力）は、お食事をするとき以外でも、お口の組織や機能を破壊するような事態を招きかねないということを、改めてお知らせしておきます。

一生ブラキシズムと付き合ったKさんのケース

第1章でご紹介したKさんの症例を覚えておいででしょうか。Kさんは虫歯治療の経験がなく、すべての歯が揃っていたのに、突然奥歯が割れてしまい、その歯を抜いてから合計5本も歯を失い、部分入れ歯を入れて生活されていました。その後、前歯もダメになって、6本目の歯を抜く羽目になりました。それからあとのKさんの話を、少し長くなりますが、紹介させてください。

「これは、やはり先生の言っていた、ブラ……、何だったっけな〜」

「ブラキシズムでしょうか？」

「そうそう、そのブラキシズムとかいう、歯ぎしりが原因なんだよね〜？」

「そう思いますよ、ただ、Kさんの場合は、歯ぎしりというよりは、食いしばり、噛みしめなどの縦の力のほうが強いと思われますが……」

「ウン、俺もそう思うんだよ、カミさんと一緒に寝ていても、歯ぎしりがひどいとは言われんもんでね」

「そのように言われる患者さんは多いのですが、ある患者さんの奥さまから、『主人は夜寝ると、イビキはかくわ、歯ぎしりはするわ、寝言は言うわで、うるさくて一緒になんか寝とれませんの』と言われることがありますよ」

「……………！」

そんな会話を交わしたこともありました。

そしてKさんも、とうとうスプリント療法（ハードタイプのナイトガード）に取り組むことになりました。Kさんの場合、上顎に部分入れ歯を入れていますので、入れ歯を入れたまま上顎の歯型を採り、入れ歯を入れた上からマウスピースを入れる方式を採用しました。ところが、

「どうしても入れ歯は入れず、ナイトガードを入れて寝てしまうことが多いんだよね〜」

とおっしゃるので、入れ歯を入れずにスプリント療法を行うことにしました。

しかし、それから半年ほどたった冬の朝、

「ナイトガードは使っとるよ。でも、一番奥の歯が痛くなってきちまって、入れとれんもんで、実はゆうべ入れなんで寝ようと思って寝ていたら、夜中に激痛で飛び起きたんだよ。それから噛んでも痛いし、ナイトガードも入れられんし、困ったもんだよ」

と、朝一番で電話がかかってきたので、急患扱いで、すぐに診療したこともありました。

そのときは、仕方なく頓服として痛み止めの薬を処方して飲んでいただくと共に、入れ歯がない状態でも入れられるような、部分入れ歯とナイトガードが合体したような特別な形のスプリントを歯科技工士さんと相談して作り、使ってもらいました。

何回か調整や予後を診るために通院していただいたあと、

「やっと食べられるようになったよ、それまでは、半分丸飲みのような状態で、軟らかいものか、ほぼ流動食のような流し込みの食事で、食べてもうまくないし、もうしっかりと

噛むことはできんのかな～と思っとったよ」

　というようなこともありました。

　その後も、Kさんは大変な苦労を重ねることになります。スプリント療法は続けられていて、歯を失うことはなかったものの、ナイトガードは手放せませんでした。

　数年後、今度はがんが見つかり、闘病生活を送ることになりました。抗がん剤治療を受けており、内服薬と注射による抗がん剤の影響から、またしても、スプリント療法で持たせた奥歯が痛くなりました。

「噛むと痛い、硬いものを噛むと余計に痛い！」

　そして、右上の最後臼歯（歯列の一番奥の歯）がグラグラになり、

「噛めない、噛んで当たるだけで痛い！　食事ができない、抜いてほしい」

　レントゲン検査をすると骨吸収が著しいため、本人に説明して同意を得て、抜歯となりました。しかし抜歯後、抜歯した部分の周囲の骨が、薬の影響なのか、なかなか治癒してこないのです。さらに、

「なんか最近、ベロ（舌）でさわると、尖って硬いものがあるんだが……？」

「さわってもあんまり痛くはないが、入れ歯を入れて噛むと痛いんだよ」

　ということなので、お口を覗いてみると、確かに硬い尖った物が歯肉の表面にあるので

す。治療用器具（ピンセット）で触ると、なんと、硬いものは骨のようです。ピンセットでつまんでみると……動くのです。

これは、「腐骨」といって、感染によって炎症を起こした骨が壊死して、その部分だけ健全な骨から分離されて浮いてきたものです。健康な方なら、このようなことは滅多にないのですが、やはり闘病治療の影響でしょうか。

通常は、小さな腐骨は、部分麻酔をして除去します。Kさんの場合は、三か所の米粒大の腐骨を部分麻酔して除去後、鎮痛薬と抗生物質の処方をして終了としました。

治療後は、入れ歯を入れて噛んでも、その部分は問題がなくなりました。しかし、その後も入れ歯を入れている部分が、咬合痛や入れ歯による褥瘡性潰瘍（床ずれのように擦れてその部分が口内炎のような潰瘍となる）などを起こし、また腐骨を作るということをくり返しました。こうした原因は、やはり強度な食いしばり、噛みしめの影響ではないかと思われました。

治療途中で、歯科大学病院の補綴科（かぶせる銀歯やブリッジ治療、入れ歯を専門とする歯科）を紹介しようとしましたが、

「いや～、もう年だし、先生も知っているように体のこと（抗がん治療）もあって体力的にも、遠いところへ通うことや、これ以上大変なことはカンベンだよ。オレは先生を信頼

しているで、もう他の歯医者さんへは行かんで、……よろしく頼むよ」と、言われてしまいました。本当は、もっと何とかしてあげたかったのですが、解決策がない中で、部分床義歯の調整や、傷の消毒や薬の貼付をくり返しながら、スプリント療法の調整と記録をするくらいしかできませんでした。

コロナ禍になる前の年に、しばらくお顔を見ていないな〜と思っていましたら、新聞のお悔やみ欄にて、お亡くなりになったことを知りました。亡くなられるまで、ブラキシズムと付き合いながらの人生でした。

ご冥福をお祈り致します。合掌。

並行して行いたい補助療法

私が行っているブラキシズムの治療

先ほどの治療の流れと一部重複しますが、もう少し詳しくブラキシズムの治療を説明します。ブラキシズムは、夜、寝ているときにしていることが多いのですが、寝ているときにはご本人に意識がなく、行動のコントロールも利かない状態です。そこで、私は、ハードタイプのマウスピースやナイトガードを使用しながら、自己暗示療法の資料をお渡しして、ご自分でもブラキシズムの改善に取り組んでいただいています。

スプリント療法を始めたあとは、数回からときには数十回通院していただき、スプリントの使用後の状況を記録し、調整をくり返します。症状が改善すれば、ご本人と相談して使用を中止し、経過を診ていきます。予防的に引き続きマウスピースを使用したい方には、長期使用型（メンテナンス用マウスピース）を使用していただいています。

しかし、なかなか改善が見込めない方々は、途中からTCH（第1章参照）についても説明し、TCHの習癖がある方には行動変容療法の資料をお渡しして、自己判断をしながら、症状の軽減や改善に取り組んでいただいています。

これまでの結果と経過については、症状を訴えている方の大半、3分の2以上の人たちで症状の改善や軽減が見られましたが、すべての方でよい結果が出ているわけではありません。

スプリント療法は、ブラキシズムの治癒を約束するものではありません。そもそもブラキシズムは原因が特定されていませんし、治療法も確立されていません。しかし、対症療法として、症状の軽減や改善には役立っています。これに自己暗示療法や、TCHと行動変容療法への取り組みを加えれば、かなり期待が持てると考えています。

◉自分でできる自己暗示療法

スプリント療法でブラキシズムが劇的に改善する方もいらっしゃいますが、ブラキシズムの癖がある限り、症状が再発する可能性があります。ブラキシズムを治すには、ご本人がまず、「歯ぎしりや噛みしめをしている」ことに気づくことです。また、マウスピースのような道具に頼ってしまうと、いつまでもマウスピースを外せなくなってしまいます。

ブラキシズムは、ご本人が自覚していないことが多いので、自己暗示療法では、まずご自分のお口の状態に気づき、「ブラキサー」であることを自覚することから始めます。自覚ができれば、次にはブラキシズムを改善しようと考えていただき、実際に取り組んでいきましょう。

お口の中に問題があるかどうかを判断するためには、鑑別診断をするべきでしょう。歯科的に問題があるかどうかを歯科医のもとで診査してもらい、問題があれば歯科の問題(噛み合わせのアンバランスや歯並びの改善、あるいは歯のないところには補綴治療で歯を作って噛めるようにする等）を解決して、ブラキシズムの軽減や改善に向けて頑張りましょう。ただし、時間的にも経済的にも歯科治療に取り組めない方々は、応急処置、対症療法で乗り切るしかないでしょう。

次に、ブラキシズムの原因の一つとされている「ストレスの種」があるかどうか、考えていただきます。それが仕事や家庭問題などに関係するような場合は、なかなか解決できないかもしれませんが、ストレスをできるだけ軽減させるように、解決策を見いだす努力をしていただきます。

また、仕事などに集中しているとき、奥歯を噛みしめていたり、食いしばっていませんか。ブラキシズムの患者さんの多くに、この傾向があるのではないかと思います。もし、噛みしめや食いしばりに気づいたら、気づいた時点でそれをやめるようにしましょう。

そのときに、「やめる」ことを強く意識して、「前歯で噛む」もしくは、「前歯をカチカチと当てる」ということをします。「やめる」と強く念じながらこれができたとき、夜寝ていても、歯ぎしりや食いしばりをしていると、目が覚めるようになります。目が覚めたら、「前歯で噛む」、「前歯をカチカチと当てる」をやってみましょう。これで、ブラキシズムをやめられた人もいます。

夜中に、本当に目が覚めるだろうかと疑わしく思う人がいるでしょうが、出張などがあって、「明日は朝4時に起きなければいけない」と思っていると、不思議とその時刻に目が覚めるものです。あるいは、早朝から旅行に出かけるようなときには、いつもより早く目が覚める経験をされた方も多いでしょう。

これは、体には体内時計というものがあって、一日の体の体のリズムを制御しているからです。「4時に起きなければいけない」と強く思っていると、意識と体内時計が協同して、その時間に目が覚めるように体の仕組みができているそうです。潜在意識に訴えかけることにより、そのような行動が可能になるのです。

●噛み癖の習慣を変える「行動変容療法」

第1章でも紹介しましたが、普段、お口を閉じているときに、無意識で上下の奥歯が噛んでいたり、当たっている癖を「TCH（歯牙接触癖）」といいます。この噛み癖のことを知ったとき、これがブラキシズムを引き起こしたり、ひどくさせるのではないかと思いました。もちろん、はっきりした両者の因果関係が解明されているわけではありませんが、数々の臨床経験を経る中で、それは確信に近いものになりました。

TCHを研究されている木野孔司先生たちのグループでは、このTCHの治療方法として行動変容療法を取り入れ、成果を出しているそうです。そこで私は、スプリント療法の効果が思うように出ない患者さん方で、TCHがあると思われる患者さんには、TCHの資料を渡して、行動変容療法をするように勧めています。

行動変容療法については、簡単にいうと、カウンセリングなどのように、心理的・性格的な背景から原因を探して症状を改善させるのではなく、症状（習慣行動）自体に着目して、それを正していく方法です。間違った学習によって症状（習慣行動）が現れるので、間違った学習を正しい方向に直すことで、症状（習慣行動）をなくそうとするようなものです。

けれども、いままでの臨床経験では、患者さん方からは不評です。

「いろいろと、変なことを言う歯医者だ」

「先生は、自分では治療しなんで、なんか俺にいろいろとしろとか、昼間は噛まないように気をつけろとか言うけど、こんなことしとって本当に治るんかな〜」

「いろいろとご指導していただくけれど、忙しくて忘れることが多いんです〜。もっと早く治るように、よいお薬の方法に変えてもらえませんか？」などなど……。

しかし、TCHのある方は、一日も早くこの悪習慣から脱することが、日常生活の中で問題を軽減させていく方法です。それが、ブラキシズムの予防や改善につながります。

次に、その方法を紹介しますので、ご自分で試してみてください。

なお、私のやり方は、木野先生たちの研究会グループの先生方の現在の方式と同じとはいえませんが、以前に木野先生が地元に来られたときの講演内容をまとめたものからの方法です。これまでに自分の臨床では、それなりの手ごたえを得ています。

現在では、顎関節症の患者さんや、ブラキシズムでお口のトラブルが絶えない患者さんにとっては、ＴＣＨはとても重要な問題だと思います。

◎ＴＣＨを改善させる行動変容療法

①気づく：自分がＴＣＨかどうか、確認する（自然に口を閉じたとき、上下の奥歯が噛んでいるかどうか確認）。

②実践：自分にＴＣＨがあることがわかったら、ＴＣＨに気づいた際、上下の当たっている（触れている）奥歯を離す。これを普段から意識し、実行する。

③習慣化：人は忘れっぽいので、奥歯を離す癖が定着するようになるまで、生活環境の目のつくところ（トイレ、机の前、台所、車の運転席など）に、「上下の歯が当たっていたら、歯を離せ！」と書いた紙を貼る。

④完成：個人差はあるが、歯を離す習慣がつくまで2～4か月は続ける。上下の歯が瞬間的に当たっているのはかまわないけれど、長時間歯が当たるようなことがなく、奥歯で噛みしめているようなことがなくなれば、貼り紙をやめる。再発したら、再チャレンジ。

⑤維持：お口を開けて、中に自分の指が縦に3本入らない人は、お口をゆっくりと、開くところまでできるだけ大きく開けるストレッチトレーニングを行う。

（注意）急激に、何度も無理に大きな口を開けないこと。痛みがあったら、それ以上無理をしないこと。毎日少しずつ挑戦すること。できれば歯科医師に相談し、最初に診査診断を受けておくこと。

新しいブラキシズムの治療

咬合調整での治療

噛み合わせのズレや咬合のアンバランスが、歯ぎしりの原因になるという説もあります。日本歯科大学の小林義典教授（２００７年当時）の研究によると、噛み合わせに０・１㎜のズレを作ると歯ぎしりが悪化する一方で、ズレを解消すると歯ぎしりの回数が減ることがわかっています。

私が所属しているスタディグループに、故寿谷一先生が１９８４年に創設されたＰ．Ｇ．Ｉという咬合学の研究会があります。寿谷先生は、アメリカで歯科医学の研究をきわめ、当時、東洋人として初めて、最年少で歯科の分野でマスター・オブ・サイエンス（ＭＳ）というタイトルを二つも取得された、私が尊敬する歯科の大先生です。寿谷先生亡きあと、門下生だった西川洋二先生が引き継ぎ、いまも咬合学の研修塾を行っています。

西川先生は、高度な咬合調整の技術で顎関節症やブラキシズムを治療されており、成果をあげておられます。先生の持論は、噛み合わせの良し悪しが筋のスパズムを生むので、噛み合わせのバランスを整えてあげれば、ブラキシズムはなくなるというものです。実際に、噛み合わせの治療後、ブラックスチェッカーという簡易歯ぎしり検査装置で確認すると、確かにブラキシズムが減ったり、なくなったりする人がいるのです。

ブラックスチェッカーは、神奈川歯科大学の佐藤貞夫先生たちのグループが開発した装置で、色のついた薄いフィルム状のシートを上の歯に装着し、色の落ち具合によって歯ぎしりの状況を把握するというものです。これが、いまのところ歯ぎしりを検査できる最も簡単で確実な検査法といわれています。

現在では他にも、寝ている間に頬の表面に張り付けて歯ぎしりなどの記録をとり、後日分析する検査方法もあります。

西川先生が行っている咬合調整は、寿谷先生が構築した咬合論に則ったものですが、誰もがすぐに同じようにできる技術ではありません。咬合論の基礎を学び、熟練と経験の蓄積が必要です。しかし、顎関節の動きを解剖学的に診査診断のうえ、あごの動きや噛み合わせのバランスを咬合調整で整えることで神経筋肉機構の均衡をとり、ブラキシズムを改善できるという素晴らしい神業の術式なのです。

習得することが困難ではありますが、この技術が普及すれば、ブラキシズムを治療する有効な方法になると思います。

◉ 歯列矯正や、ボツリヌス菌の利用も効果がある……?

ブラキシズムに歯科矯正治療が効果があるとおっしゃる歯科医師の先生もおられます。さかのぼれば1970年代に、アメリカの歯周病学で名高い歯科医師Dr.ゴールドマンが、咬合不正や咬合習癖による力の問題が歯周組織を破壊すると考え、矯正治療による歯軸整直を応用して歯周病治療を行っています。

これまで何度か紹介しているDr.スラブチェックは、シークエンシャル咬合論(暫時離開咬合)で、ブラキシズムに対しては、「やめさせるべきではない。積極的に行えるようにするべきである」と考えました。そのためにブラキシズムの破壊力に耐えられる咬合を作り上げるように、歯科医が歯科技工士と共に取り組んで実現しようと研究していました。

そして、それを実現すべく、矯正科の教授である佐藤貞雄先生たちは、矯正歯科で理想的な咬合を作り上げようと頑張っておられます。

この延長線上にあるのが、歯列矯正によるブラキシズムの治療方法です。

しかし、歯科矯正治療を受けられた患者さんで、きれいな歯列で噛み合わせも上下でしっかりと噛めている方で、「歯がしみる」と来院された患者さんを、過去に診たことがあります。この患者さんは、上下の犬歯の尖頭が咬耗してきて、エナメル質の下の象牙質が露出していました。そのために歯がしみたのです。この例を見て、必ずしも歯並びがきれいだから、ブラキシズムがないとは限らないと思いました。

最近の歯科事情によりますと、ボツリヌス菌の毒素を利用した治療法もあるようです。

ボツリヌス菌が産生する毒素を希釈して無毒化したものを、お口のまわりにある咀嚼筋群、とくに噛むときに強い力を発揮する咬筋・側頭筋に注射で注入すると、噛む力を減弱させることができます。それによって、歯ぎしりや食いしばりを防止するというものです。

ボツリヌス菌は食中毒などを引き起こす嫌気性菌ですが、これを無毒化したものを使うので心配はありません。しかしこの治療方法も完全ではないようで、半年〜1年くらいでもとに戻ってしまうという報告もありますから、くり返しこの注射の治療が必要になります。

こうした治療は、保険外診療になりますので、担当歯科医師とよく相談のうえで、治療を受けられることを検討してください。

オーラル・リハビリテーションという考え方

お口全体の機能を回復させるリハビリ治療

オーラル・リハビリテーション、お口のリハビリ？　はて、何をリハビリするんだろう、と思われた方も多いでしょう。オーラル・リハビリテーションとは、ひとことで言うと、「崩れた噛み合わせのバランスを、もとに戻す治療」のことです。これは歯科治療をするうえで、とても大事な考え方です。

噛み合わせのバランスは、たった1本の歯で変わってしまうことがあります。たとえば、親知らずの歯が1本萌出（生えてくる）してくると、手前の歯が押されて、噛み合わせがほんの少し変化します。たったそれだけの変化でも、噛むと痛みが出て、噛めなくなることがあるのです。不思議ですね。

歯が抜けても、「たかが歯の1本くらい」と放置すると、そこから噛み合わせのバランスがドミノ倒しのように崩れていくことは、前にもお話ししましたね。噛み合わせのバランスが崩れれば、当然お口の機能も落ちてしまいます。その機能を回復させるのが、お口のリハビリ、すなわちオーラル・リハビリテーション治療です。

奥歯を失ってうまく噛めない。噛み合うところがない。噛み合わせがズレる。前歯がなくなり、空気が漏れてうまく話せない。ものを噛み切れない……こうした状況は、健全な多くの人にとり、当たり前にできていることができなくなったり、障害があってお口がスムーズに動かないということも含めて大きな問題につながります。お口の機能的な問題を回復させるのはもちろんのこと、お口まわりの老化や見た目の悪さなど、審美的（美容的）な問題を解決することも、オーラル・リハビリテーションの目的です。

お口の中の問題、とくに咀嚼機能に関しては、お口だけでなく、消化器系すべてに影響します。ですから、全身の健康とも深い関わりがあり、健康維持という点でも非常に重要です。

さらに噛み合わせの問題は、あごの関節や周囲の筋肉、骨格とも相互に深く関わりあっていることが、最近の研究で報告されています。

ブラキシズムは、歯の喪失や、噛み合わせを崩壊させる要因になります。一方で、不正な噛み合わせや歯並びがブラキシズムの原因になることもあります。ですから、咬合バランスを整えてお口全体の機能を回復させるオーラル・リハビリテーション治療は、ブラキシズムの根本的な予防や治療になりうるかもしれません。

咬合学に基づいた治療が基本

歯並びや噛み合わせを治す際に基本となる治療内容は、「咬合学」に基づいたものであると考えます。それがなければ、お口の正しい機能回復は期待できません。

私たち歯科医師が行う歯科治療は、虫歯や歯周病の治療から始まって予防歯科治療に至るまで、痛みを取り除く応急治療や抜歯を行い、抜歯されたところの噛み合わせを作って、食事や審美などの機能を回復させることとです。こうした日々行っている歯科臨床でも、咬合学はなくてはならない基本中の基本です。ところが、現実には応急処置の連続だったり、応急処置を受けた患者さんが、正しく機能が回復される前に治療を中断してしまったりして、安定した耐久性のある歯科治療の効果を出せないのが実状です。

「咬合学」の内容は奥が深く複雑なので、ここで簡単に説明することはできませんが、全体の噛み合わせ（咬合）は、よいバランスがとれた状態から一度崩れだすと、なかなかもとの状態に戻すのは困難です。しかもその大切さがわかるようになるのは、何年も時が経過してからなのです。

崩れた咬合バランスは、過去に戻ってもとに戻すことはできません。ですから、噛み合わせをもとに戻すオーラル・リハビリテーション治療は、治療期間も治療回数も手間も、かなりかかることになります。最短でも3~4か月、長い症例では1年半~2年、私の先輩の診療所では、3年がかりのケースもあったそうです。

その治療の範囲も、1本の歯の小さな問題から、上下の噛み合わせ、なくなった歯の噛み合わせの機能回復、お口全体の歯並び、さらには顎関節の調整や、噛み合わせから来る不定愁訴の問題など、広範囲にわたります。

それらの治療は、保険診療の決まりの中ではカバーできず、保険外診療にならざるをえません。すると、かなりの高額になります。仮に保険診療で行った場合、保険診療は長期治療や治療費のかかることを嫌う傾向にあるので、問題のある歯だけ、問題のある箇所だけの治療になって、お口のリハビリ治療は不可能になってしまいます。

やはり、オーラル・リハビリテーションが必要となる前に、早期発見・早期治療に取り組んでいただきたいと思います。そのためには、定期的な検診(年に1~2回)を心がけ、できれば予防歯科診療プログラムに参加し、患者さん本人が将来多大な負担を負わないように、また、失ったら二度とよみがえらない自分の歯を手放すことのないように、ご自分の歯を大事にしていただきたいと思います。

第5章
大事なお口を守るための予防歯科医療

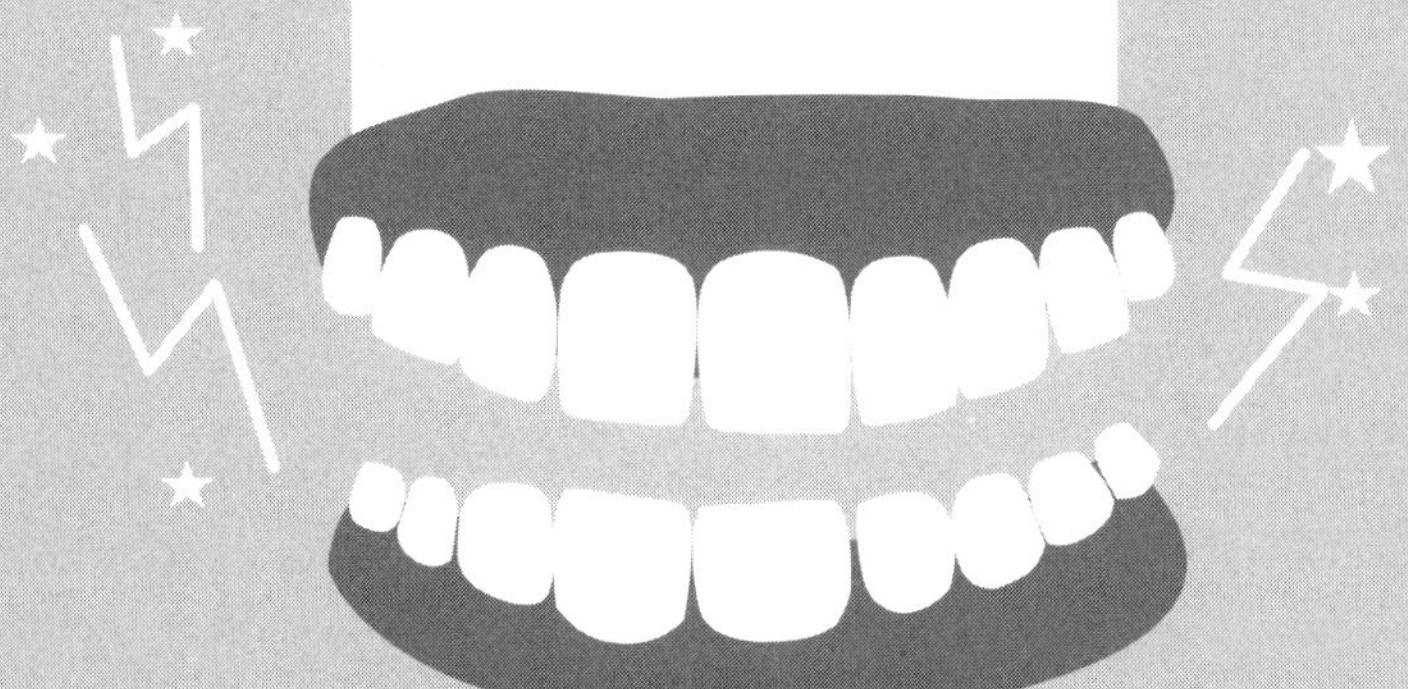

一生自分の歯を使い続けるために

●予防のために呼ぼう？「国民皆歯科健診」の行方

最近、「予防医療と予防のための検診の重要性」「予防歯科のために定期検診を受けましょう」ということが、盛んにいわれています。お口の健康を維持するために定期検診は欠かせませんが、予防のために行う健康診断は保険診療外です。ところがいま、高騰する医療費を削減するために、「国民皆歯科健診」を法制化しようという動きがあるようです。

国民皆歯科健診という考え方自体は、そんなに目新しいことではありません。何年も前から、一部の歯科医師の先生方から歯科の定期検診の重要性が提言されていました。また、口腔衛生状態を向上させると、病院の在院日数や、患者さん方の医療費が減ることが、大学の口腔外科の先生方の研究データで示されています。

しかし、週刊誌やネットなどを見ると、「予防で（患者を）呼ぼう」などと揶揄した誹謗中傷記事が並んでいます。

「最近歯医者が、定期検診をしましょうとか言うだろう」

「言う、言う、3～4か月ごとに歯科医院に通えとか言ってるよ」

「あれは、歯医者が金儲けのために言うんだ。行くと検診料として、金を取られることになる」

「最近、歯科医院はコンビニよりも多くなって、どこの歯科医院も経営難に陥っている。そのために検診と称して、何でもなくても歯科医院に呼んで治療費を請求するんだ」

「どうせ虫歯になれば、治療費がかかるんだ。何でもないのに行って治療費を取られるのは馬鹿らしいことだ」

しかし、こうした心ないコメントは的外れです。予防歯科検診はもちろん大事ですが、それだけで虫歯や歯周病を予防できるわけではありません。実は、もっと大事なことがあります。それは、重症化予防と、大切な歯を失わないための早期治療に結びつけることなのです。

● 何年もお口の状況を放置された残念な患者さんのケース

日常の臨床の中では、ときどき5年も10年もお口の治療や検診をしてこなかった患者さんがお見えになることがあります。Nさんも、そのような患者さんの一人でした。Nさんは、当歯科医院で10年前に約1年間もかけてお口全体の治療を行い、歯のないところを含めて約20本もの歯科治療でしっかりと噛めるようになった方でした。

Nさんのお口の中を診察すると、

「……？　Nさん、以前にここで歯科治療を受けたあとは、どこにもかかっておられませんでした？」

「いや～ごぶさたしてしまったね、行かにゃ～、行かにゃ～とは思っとったんだけど、ついつい来る機会を逃してしまってね。とうとう罰が当たって、前歯が折れてしまったよ」

「前歯が折れたからって言っても、奥歯にも問題がたくさんありますよ」

「ま～いろいろ言わなんで、とにかく前歯を何とかしてくださいよ。これじゃあ、前歯でものを噛み切れんで」

Nさんは、上の前歯が4本とも欠けていて、真ん中の1本は付け根から折れて、見た目は1本ない状態になってから来院されました。奥歯の状況は、クラウン（銀のかぶせ物）の付け根が虫歯になっている歯が数本、ブリッジの奥歯のところの根が割れて、クラウンのふちから飛び出しているところが二か所もあります。ほかにも、奥歯の頭が折れて根が虫歯で腐っている状態の歯が1本、さらに奥歯の頭の部分が削れてきていて、噛むと正常に噛み合わない（バランスよく上下左右の奥歯が当たらない）歯が何本もあります。

その結果、前歯で噛むと、下の前歯が上の前歯を強く叩いて、前歯が折れたのでしょう。

「前歯だけ治療しても、奥歯を治療してもらわないと、また、前歯が折れますよ」

「そんなことを言わなんで、とにかく噛めるようにしてもらわんと食事ができない。何とかしてもらえんかな」

「そうですか、ではやってはみますが……」

幸い折れた歯は神経が出ていない状況なので、神経を保護しておいてから、約1時間かけて4本の歯を保険治療（歯科用コンポジットレジン治療）で、何とか形を整えて噛み合わせを作ってみました。しかし、予約の患者さんがお待ちでしたから、奥歯の治療までは時間が足りませんでした。

「いちおう、歯の形を作ってみました。しかしこれは、仮歯ができたと思ってくださいね。これでまた長い時間使うと、折れますからね。奥歯の治療に来てくださいよ」

と手鏡を渡してご本人に前歯の出来を見てもらいました。

「おっ！　お〜、前歯ができてるね〜、これなら噛めそうだわ」

「なんだ、やれば1回でできるじゃないか」的な、ご本人のお顔の表情に、

「Nさん、次回からお口の中の全体を診た歯科治療を受けてもらわないと、奥歯がすでに問題を起こしていますよ。そのうちにまた、前歯が壊れますからね。今日治療した場所は、小さな虫歯治療として、半年間は保険では再治療はできませんからね」

「わかった、わかった、今度からちゃんと通うから」

（カルテを見ると、以前にも治療を途中で中断したりしたことが多く、歯周病治療は中断のままです）

「喉もと過ぎれば……」、というようなことがないようにしてくださいよ」

と言葉をかけてお帰りいただきましたが、翌週からの歯科治療の予約診療に、お見えになりません。このように、その後も治療に来られない方は、どうなるでしょうか。結果はもう、おわかりですね。あとは、お口の中が崩壊していく一方です。

オーラル・フレイルという新しい問題

噛み合わせが崩壊してしまうと、それを治すのにはかなりの時間と手間とお金がかかります。もちろん、私たちも一生懸命治療しますが、あまりにも重症のケースでは、助けられないこともあります。

「どうしてここまで放っておいたのか」と思いますが、「歯医者に行きたくない」「歯医者は嫌いだ」と言われる方も少なくなく、私たちも返す言葉がありません。

お口の健康とは一生付き合っていかなくてはなりません。何十年もお世話になり続ける歯を大切にしていただかないと、年をとってから満足に食事ができなくなってしまい、食べる楽しみが奪われてしまいます。それだけでなく、取り返しのつかない健康被害に遭遇し、老後の人生を台無しにしてしまうこともあるのです。

数年前からいわれるようになった「オーラル・フレイル（お口の虚弱）」という言葉を、みなさんはご存じでしょうか。フレイルとは、加齢や病気などによって心身が衰弱した状態をいいますが、同じようにお口の機能も加齢と共に衰弱します。

お口の衰え（ものを噛む力や噛みこなす能力の低下）は、健康を維持するうえで大変な問題をもたらします。奥歯がなくなって口腔機能が衰えると、体に必要な栄養やエネルギーがとれなくなって体力が衰えるだけでなく、病気への抵抗力も低下します。そればかりか、認知症の原因にもなることが、最近の医学情報で明らかになっています。「大げさな！」ということであればよいのですが、世界中の歯科関係だけでなく、医学の研究論文にも載っているのです。

健康維持のためには、お口の健康管理がとても大切です。今後高齢化がさらに進めば、その重要性はますます大きくなるでしょう。何より、人生の終盤で満足にものを食べられなくなったら、寂しい老後になってしまいます。

奥歯が1本でもなくなったときに、そのままにしない。歯がないことを放置しない。インプラントが無理であれば、部分床義歯でも入れること。くどいようですが、これはお口を守る基本です。健康で快適な人生は、オーラル・フレイルを防いで、何でもおいしく食べられるお口と共にあるのです。

自分のお口は自分で守る

患者さんとの残念な会話の数々

以前、診療室に来られた男性患者さんからこう言われたことがありました。

「予防歯科をしてほしい」

「おや、素晴らしいことですね。ところで、どこでそれを知りましたか？」

「新聞の記事に出ていて読んだよ」

「そうですか、ところで、それを行うのはご本人ですが、新聞記事にはどう出ていましたか？　歯科医が何かしてくれるというように書いてありましたか？　そして、予防をするということは、病気ではありませんので、保険診療ではできないことをご存じでしたか？」

「………？」

別の日には女性の患者さんから同じように言われたので、同じように説明をすると、

「えっ！　それはどういうことですか？　歯医者さんが何かしてくれるのではないという

ことですか？　それと、いま、保険が利かないといいましたか？　それってどういうこと

ですか？　今日も保険証を持ってきて、受付で出しましたよ！」

　こんなやり取りがあったあとで、予防歯科や保険診療のご説明をすると、

「そうなんですか!?　歯科医院で何かしてくれるのではないということですか。自分でやれということですか」

「いえいえ、虫歯や歯周病に対しての予防やご指導はしますよ。予防歯科医療を行っていても、途中で虫歯などの病気が見つかれば、そこからは保険診療で治療はします。しかし、本当は、虫歯になって歯を削られるよりは、虫歯にしない、歯肉炎から歯周炎にしない、歯周炎が進んで重症化しないようにする、ということに重きを置いてほしいのですよ」

　と、お伝えしました。

　また、別の日。このような予防歯科の説明をしたあとに、ある患者さんは、

「ふ〜ん、なるほどね〜、じゃ、それをやってくれ」

と、言われるのです。

「？？？　いまの私のお話を聞いてくれてました？　それをするのは、あなたですよ！　私たちはお手伝いはしますが、丸投げされてもできませんよ」

「え〜、おっ、俺がするのかね？」

「そうですよ、毎日自分のお口の中を誰が管理するんですか。我々が毎日あなたのお口の

中を見て管理できますか？　それは無理というものでしょう」

という、笑うに笑えない過去の話があります。別の患者さんの中には、

「なんで俺がせにゃ〜ならんのよ。そういう面倒なことをしなんでもよいようにするのが、歯医者の役目だろ。そんなこと言ったって、こっちは素人なんだぞ〜」

と、おっしゃった方もいました。

さて、玄人としての我々は、あなたのためにどのようにしたらよろしいのでしょうか。

●虫歯も歯周病も生活習慣病

ここに書いたお話の内容は、どれも実際にあった患者さんとの会話です。それは過去の多くの患者さん方（約1万件のカルテ）の中の、1％にも満たない患者さんの声ですが、こうした患者さんとのやり取りを読んで、みなさんはどう思われたでしょうか。歯科医師は冷たい、無責任だと思われたでしょうか。

しかし、ご自分のお口の健康管理と、そのもととなる歯や歯周組織（歯根周辺の歯槽骨と歯肉）を守るのはご本人である、と強く申し上げておきます。

虫歯も歯周病も、生活習慣病です。原因となる虫歯菌や歯周病菌は、誰のお口にもいる口腔内常在菌です。毎日の歯磨きを怠ったり、甘いものばかり食べていたり、不規則な生

活をしていると、そしてそこにブラキシズムの噛み癖があったりすると、虫歯や歯周病になりやすいことは、この本を読んだみなさんはもうおわかりだと思います。

ですから予防も、生活習慣をしっかり管理して、ご自分で歯を守っていただくことが基本です。私たちがみなさんの生活をいちいちチェックすることはできませんし、みなさんの代わりにもなれないのです。

保険診療には、守らなければならない細かな決まりがたくさんあります。その中に、「保険診療は疾病ありき」ということが書かれています。歯科・医科を問わず、保険診療で支払われるのは、病気やケガに対する治療費だけです。

たとえば、歯並びの矯正は、ブラキシズムを減少させたり、噛み合わせをよくするという観点では大事な治療ですが、おもに審美性（見た目の美しさ）を目的に行われるので、保険外診療になります。予防のために行われる健康診断や人間ドックも、保険外ですね。これも、病気の治療ではないからです。

当然、日常の生活習慣の指導やアドバイスも、私たち歯科医療スタッフがいくら時間をかけて行っても、保険診療外として保険診療項目にはありません。保険の点数は0点です。では、無料ということになるのでしょうか。それは世間の常識として無理ではないでしょうか。

●予防歯科医療は患者さんが主役

予防歯科医療は、みなさんお一人おひとりが主役です。歯科医療従事者（歯科医師、歯科衛生士、歯科技工士、歯科助手などのコ・デンタルスタッフ）は、サポート役（脇役）として、脇で支えながら、みなさんのお手伝いをさせていただきます。

いままでのような、痛くなって困ったりしてから歯科にかかったり、保険診療だけで対症療法的な治療をくり返すというような考え方では、早期発見には結びつきません。その結果、何本もの虫歯ができたり、歯周病が重症化して、治療が長期にわたったり、何回も歯科医院に通わなければならなくなってしまいます。

しかしこれからは考え方を変えて、普段からお口の健康に気をつけ、定期検診を受け、早期発見・早期治療に努めれば、ご自身の多くの歯と健康な歯ぐきを維持していくことができます。

くれぐれも、「誰かが守ってくれる」とか、テレビドラマや小説に出てくるような「神の手を持つ医師（歯科医）がいる」などとは思わないでください。自分では何もしなくても、あるいはお口の中がどんな状況でも、すぐにその場で誰かが治してくれる、などということは夢物語でしかないのです。

面倒なことかもしれませんが、歯科医療人との良好な関係を築きながら、できるだけご自身の体と健康という財産を、ご自身で守ってください。それが、今後の充実した人生につながるのではないでしょうか。それはすべて、ご自分のためなのです。

ブラキシズムに耐えられるお口を作る

かけがえのない歯を守るために大切なこと

長い人生で、何十年も使い続ける歯をどのようにして守っていくか。応急処置としての歯科治療も大切ですが、長期の時間軸で見ていくと、歯を守っていくことはとても重要なテーマです。そして、それを阻害する要因の一つがブラキシズムです。

ブラキシズムが誰にでもある習癖だとしたら、誰もがブラキシズムによって歯や歯周組織や噛み合わせが破壊されるリスクを負っています。一生自分の歯を使い続けるには、ブラキシズムに耐えられるお口の環境を作らなければなりません。

理想をいえば、それは子どもの頃から始まります。歯は一度だけ生え変わり、生え変わったあとに永久歯が出てきます。その永久歯の、歯列と咬合（噛み合わせ）が完成するときが重要です。頭頸部やあごの発達、その上下のあごの骨の位置関係なども影響しますが、それまでに、ブラキシズムに耐えるお口の環境を整えることが大事です。

具体的にいえば、永久歯が生え始めてきた頃からの虫歯予防や、見た目だけでなく噛み合わせの面でも、バランスのとれた理想的な歯並びを完成させることです。そのためには、乳歯と永久歯の生え変わる時期の混合歯列期に、歯列と咬合バランスを整えるために歯科矯正治療などで咬合誘導を行うことや、将来邪魔になるような智歯（親知らず）を早期に抜いておくことも必要でしょう。

永久歯列が完成したあとは、虫歯や歯周病を予防し、重症化させないために、ご自分でしっかり維持管理（正しい歯磨きの実践）を行い、歯科医院と協力しながら定期的な歯科検診（メンテナンス）を受けて、早期発見・早期治療に努めることが大事です。

また、残念ながら歯に欠損部分ができてしまった場合は、早期に補綴治療を受け、治療後は、しっかりとメンテナンスを続けましょう。

以上、大変ではありますが、こうしたことを継続していかなければ、自分の歯やお口の健康を一生という長い間維持し続けることは難しいでしょう。

ブラキシズムに対しては、本来なら、精密にお口の咬合を診査診断したうえで、お口全体の咬合を安定させてくれる総合的な歯科治療を、保険診療であろうとなかろうと受けていただくのが一番です。歯並びや噛み合わせの不調和があれば、歯科矯正治療を受けて歯列と咬合バランスを整えることも大事です。

そんな中でみなさんに考えていただきたいことは、どんな歯科医療機関とお付き合いをしたらいいか、ということです。

咬合を安定させ、お口の健康を維持するには、何が大切で、理想的な治療方法は何なのか。患者さんのお口の状況は現在どうなっているのか、どのような歯科治療を今後受けることが必要なのか、そういうことをしっかり説明してくれるような歯科医療機関とお付き合いすることをお勧めします。そうすれば、ご自分の歯を守ることができるでしょう。

ブラキシズムについていえば、歯を保護するために、咬合の安定を考えた一口腔単位（お口全体）での診査診断をしてくれる歯科医療人、ブラキシズムのことまで考えた治療計画を立てて、必要であれば矯正治療まで案内してくれる歯科医療人を選ぶとよいでしょう。そして、長期間使用することはあまり勧められませんが、緊急避難的には、スプリント治療を受けて自分の歯を守ることも大切です。

第6章

歯科医院との上手な付き合い方

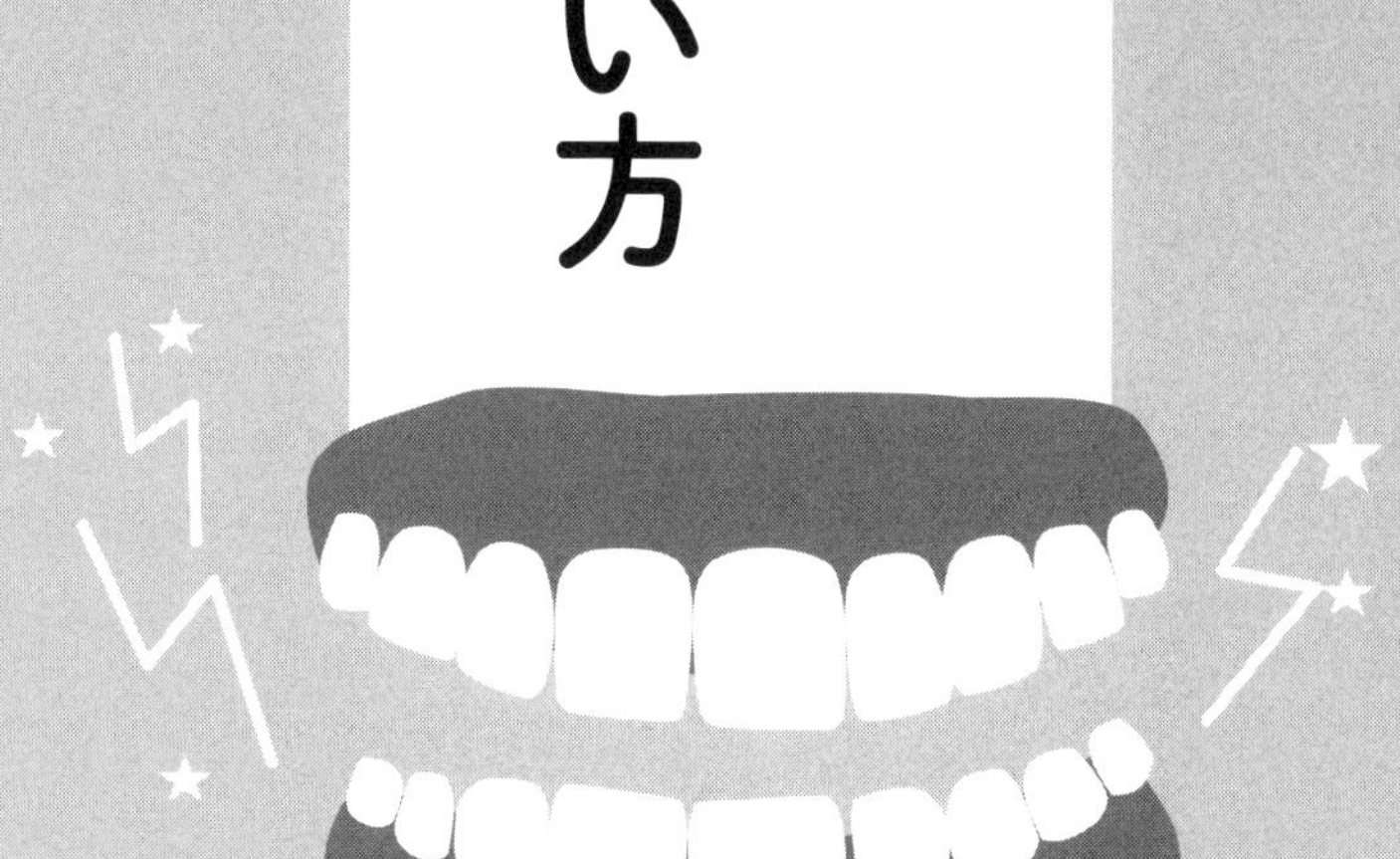

歯は一生の宝もの

歯にはダイヤモンド以上の価値がある

一度失ってしまった歯（永久歯）は、二度と生えてくることはありません。また、どこに行っても、同じものは売っていません。歯は、何ものにも代えがたい、かけがえのないものです。その価値は、「世界最高峰のダイヤモンド以上のもの」だと、私は思っています。

歯をなくして、一本何十万円もするインプラント治療を受ける人がいますね。私のところでもインプラント治療を行っていますが、インプラント治療は自由診療なので、治療費は歯科医院によって違います。なかにはかなり高額のところもあり、たとえば、ほとんど歯のないような人が、インプラント治療で、もとの自分の歯があったときのように噛めるように歯を入れると、400～500万円あるいは、700～800万円、場合によっては、治療する地域や歯科医院によって1000万円を超えることもあるようです。

インプラントは、確かに「暴利」と叩かれるくらい高価な治療ですが、歯のないところに噛み合わせ機能を作るということでは、近代におけるすごい治療方法なのです。しかも、噛み合わせの高さやバランスが少しでも狂うと、顎関節も含めて咀嚼系統の機能が崩れてしまうリスクもあります。そしてそれが、全身の健康を狂わせることもあるのです。別のいい方をすれば、歯を作り、噛み合わせをよみがえらせようとすると、それだけお金がかかるということです。

私は、インプラントは高くて当たり前、などと言うつもりはありません。しかし、高価な車や時計やアクセサリーにお金をかけるなら、命や健康に直結するご自分の歯に投資していただきたいと思うのです。

人生の長い時間の中で、何十年も使い続ける歯がなくなれば、満足に食事ができなくなり、食べる楽しみも奪われてしまいます。栄養も十分とれないかもしれません。さらには、咬合に由来する不定愁訴――頭痛、首・肩こり、腰痛、あごや舌の痛みなど――の原因にもなります。

ですから、若い頃からご自身の「歯」を大切にして、１本でも多く、そしてより長く残していただきたいと思っているのです。

「８０２０」はゴールではない

１９８９年（平成元年）に、日本歯科医師会と厚生労働省が提唱した「８０２０（ハチマルニイマル）運動」という言葉を、みなさんも一度は聞いたことがあると思います。80

歳になっても20本以上の歯を残そうという運動で、80歳で20本以上の歯があれば、食生活にほぼ不自由することはなく、自分の歯で食べる楽しみを味わえる、という意図と目的のもとで始められました。

それ以来、一般の方の間では年をとってもできるだけ歯を残したい、歯医者もできるだけ歯を抜かない、という意識が高まりました。この運動を始めた頃は「８００２」、つまり、80歳で残っている歯は平均２本しかないという惨状でしたが、現在は「８０１２」まで伸びました。「８０２０達成率50％（80歳になって20本の歯がある人が50％）」という、スタート時の目標も２０１７年にクリアし、51・２％になりました。80歳の２人に１人は、20本以上の歯を持っていることになります。

残存歯と健康の関係は、いろいろなところで調査されています。平成21年（２００９年）に行われた長野県の調査（長野県８０２０運動残存歯数等実態調査）では、65歳以上で20本以上歯が残っている人に対し、0〜19本の人が糖尿病にかかる危険度は1・2倍、動脈硬化は1・4倍、高血圧は1・1倍、心筋梗塞・狭心症は1・7倍、脳梗塞・脳卒中は2・2倍、痛風（高尿酸血症）は2・2倍と、生活習慣病にかかるリスクは軒並み高くなっています。また、歯が残っている人ほど、医療費もかからないという結果が出ています。

認知症との関係もよく知られており、残存歯が多い人ほど、健康寿命（日常生活を制限されることなく健康に生活できる期間）が長く、認知症になるリスクも低いことが、いくつもの調査で報告されています。

とはいえ、そもそも20本でいいのでしょうか。歯は親知らずを除いて、全部で28本ありますから、20本では8本も足りません。8本というと、16本ある奥歯（小臼歯と大臼歯の数）のちょうど半分です。半分でも飛び飛びに歯がなかったら、満足に噛むことができなくなってしまいます。

私は、8020は、目指すべきゴールではないと思っています。まだ、途中です。本来なら、歯は全部なければなりません。「8020でいい」というのは、「奥歯1本くらいなくてもいい」という考えにつながり、これまで見てきたように、噛み合わせの崩壊を招く一歩になるのです。

前歯だけでなく、奥歯も大事です。奥歯はあごを支える柱で、前歯は奥歯を守るガードレールの役目を果たしています。奥歯がなくなれば、前歯が壊れます。奥歯と前歯はどちらも大事で、咬合は両者の相互扶助で成り立っているのです。

保険診療の上手な受け方

保険診療ですべての治療ができるわけではない

みなさんは、保険で歯科治療をすべてまかなえると、お考えでしょうか。

「保険で全部、治療できるんじゃないの⁉」

と、患者さんから聞かれることがよくあります。またネット上では、こんな書き込みが溢れています。

「すべては保険診療でできる。できるはずだ」

「なぜすべて保険治療で行われないのだ」

「保険診療が基本であり、保険外診療を勧める医療人や医療機関は問題である」

こうした論調は、現実を詳細に見ていないか、現実を知っていても、あえてこういうことを書いて、保険ですべてやってほしい（安い治療費用ですませたい）という要望を強硬に進めるための宣伝かもしれません。あるいは、現場の医療人を追い込み、自分たちの欲求を通そうとする一部の不道徳な人たちの仕業なのか。そんなことを考えてしまいます。

ご存じない方もいるかもしれませんが、保険診療は、広い意味での医療全般すべてをカバーするものではありません。国の決めた健康保険制度の決まりに従って、許可されている医療行為や保険薬の投与が保険請求で認められている、というものです。

確かに、歯が悪くなれば、虫歯もブリッジも有床義歯（入れ歯）も、必要な治療はひととおり、保険でできます。しかし、保険が使えるのは、保険で認められた方法や材料を使った場合だけです。

昭和の頃の話ですが、高齢者の方々は保険証さえあれば、窓口負担金は無料という、いまでは考えられないよい時代がありました。治療や入院をしても、窓口負担金（医療機関での当日の窓口での支払い金）全額を、保険機構（社会保険の基金や各市町村の国保連合会など、みなさんの保険料を預かるところ）が負担してくれていたからです。

その頃は、無料で医療にかかれるということで、同じ箇所の入れ歯を多数の歯科医院で1年間に何回も作り直すような事例が相次ぎ、なかには年間で6回も新しく作るという、とんでもないケースもあったようです。そのために、現在のように、窓口負担金が0割から次第に増えてきて3割負担などになり、治療の回数制限や期間制限が設けられるようになったようです。

それについては後述しますが、歯科治療では、痛みの除去、緊急性のある状況での抜歯や投薬なども保険診療で行えます。しかし、そのあとの高度な多数歯の機能回復のための治療や、見た目をよくするための治療や、歯科治療後の顎関節症治療との並行治療、歯並びや噛み合わせを治す歯科矯正治療などは、保険診療でカバーできるものではありません。前歯などの治療では、見た目がよくて耐久性にも優れ、もとの自分の歯のように、何でも噛めるセラミック材料やジルコニアクラウンなどの歯科治療を望む方は多いでしょう。しかしそれも、いまの保険診療では不可能といっていいでしょう。

●保険診療の限界を知る

現在の保険診療の決まりでは、回数制限や期間制限が設定されています。たとえば投薬については、投与できる薬剤の日数は基本的には2日間です。それ以上の投与については、再度の診察や検査をして、必要であれば追加するという、現実にはなじまない決まりがありました。

しかし実際には、再診を重ねても数日では症状がそれほど改善しないことが多いので、通常投与は3〜4日間、場合によっては1週間分が多いようです。なかには高齢者の方の投薬のように、2週間分が投与されていることもあります。また、遠方に行くような事情があったり、慢性疾患で通院困難な場合は、3〜4週間分という例外もあるかもしれません。しかし、それ以外の事情や長期間となると、保険診療では、請求上認められません。

日々の治療でも、回数制限や期間制限があります。その改定のきっかけになった入れ歯についていえば、新しく作ってから半年間（6か月間）は、同じ箇所の入れ歯を新しく作り替えることはできません。もちろん、調整や修理は保険診療でできますから、調整しながら使っていただくことになります。マウスピースも同様です。

これに違反すると、保険請求したものは、査定といって、全体の金額から減額されたり、全額削除となります。減額される場合は、歯科治療全額の7割分の診療報酬が歯科医院に支払われなくなり、歯科材料や歯科技工士さん方や歯科医院のスタッフへの支払いができなくなってしまいます。

さらに、のちの個別指導などで、査定された臨床ケースがわかると、患者さんの個人負担金も窓口で返金したかどうか問われたうえで、返金していないと、返金するように厳重注意を受けます。

また、保険診療では、「混合診療の禁止」という決まりがあります。保険診療の内容と保険外診療の内容を並行して行うことや、両方の治療が重複するようなことは固く禁じられています。

たとえば、抜歯したところに保険診療で入れ歯（仮歯）を入れて、そのあとで保険診療外のインプラント治療やセラミックのブリッジ治療の歯を入れると、二重請求に当たるとみなされます。仮歯を入れたことで保険請求し、さらに自由診療で患者さんに治療費を請求しているからです。この場合、仮歯の分は保険請求してはいけないのです。

つまり、すべての治療を保険外で行うか、タダ（保険請求しない）ですれば問題ないのです。しかし、そのために治療費が高額になることも患者さんにとっては困りものですし、歯科医療側がタダでとなると、歯科材料や薬代、歯科技工士さん方への支払いはどうしたらよいでしょうか？

「全部を保険か、全部を保険外で」と国はいっているのですが、実際にそんなことは現実問題として無理なのです。

過去には、抜歯した後に補綴治療をインプラント義歯で行ったことに対して、後日個別指導の場で混合診療であると問題にされて、保険医剥奪、保険医療機関丸ごと停止になったケースが静岡県でありました。この歯科の入っている総合病院では、入院患者さんや一般外来の患者さんたちが保険診療が受けられなくなり大問題になったのです（そのため社会問題化して、厚労省は、決定実施後すぐに決定の取り消しをする羽目になりました）。

しかし、その後もこの混合診療が見つかって、過去には保険医停止に追い込まれた歯科医師もいます。保険診療では、保険医や保険医療機関は、「療養担当規則」という辞典のような分厚い規則本に書かれている決まりを、良くも悪しくも守らなければなりません。

しかも、最近は医療費削減のために、財務省主導での「医療保険財源を削減せよ」や、「適正な医療保険制度運用に努めるようにせよ」といった声が、中央社会保険医療協議会（中医協）でも強くなっています。保険制度上の規則も、より厳しくなってきていて、我々歯科医師は保険請求がしにくくなる一方なのです。

保険診療を上手に利用する

現在、最先端の治療方法や最新材料での歯科治療、応急歯科治療の連続で口腔機能が崩れてしまったお口の中をもとに戻す歯科治療（多数歯の治療や歯科矯正治療併用、歯科インプラント治療併用）などは、厳密にいえばすべて保険外診療になります。

患者さんの立場からは、できるだけ医療保険を使って治療してほしい、できればすべてを保険診療できるようにしてほしい――というのが本音でしょうが、それを阻むさまざまな要因があって、現実的には難しいというのが実状です。

しかしみなさんに知っていただきたいのは、保険ですべてはできなくても、保険でできる治療とできない治療の違いを知って、上手に使い分けていただきたい、ということです。保険外診療だからすべてがいいとは限りませんし、さらにそれが一生持つかといわれれば、どんなものでも一生持つ治療はありません。

また、「保険ではまともな治療ができない」などという主張には、惑わされないでください。保険でも、十分に治療できる分野はあります。たとえば一般的な虫歯の初期の段階での治療や歯周病の初期治療や基本治療、痛み止めの応急処置や抜歯などは、保険診療で十分対応ができます。

一方で、お口にピッタリ合う、快適で何でも噛めるような特別な人工歯を使った入れ歯を保険で作るのは、難しいかもしれません。顎堤《がくてい》の吸収が著しいような患者さんに合う入れ歯を作るには、時間と手間がかかります。保険では、療養担当規則を守って、時間と手間暇をかけて丁寧に作ってはいられないからです。

では、ブラキシズムに対しては、どうでしょうか。ブラキシズムの治療に使うスプリント（マウスピース）は、診断用、治療用、メンテナンス用と、本来は3タイプありますが、保険適用で使用できるのは一つだけ、半年間に一回の治療用のスプリントに限られます。過去にスプリント治療（口腔内装置）が保険導入されたのは喜ばしいことですが、こういう中途半端な形での導入では、患者さんに満足な医療を受けていただけなくなります。

背景には圧倒的な財源不足があるといわれていて、私たち保険医の保険診療での質の向上の要求も切り捨てられてしまいます。私たち保険医にできることも限られてしまうので、ブラキシズムに対しても、今後とも自分の歯は自分で守るしかないようです。

コラム❷ 理不尽な保険診療の話

私は、全国組織の全国保険医団体連合会、社会保険審査指導対策部会の委員としても活動している保険医ですが、長い社会保険医療の歴史の中で、全国一律の健康保険の制度の地域格差是正に対して運動をしてきています。しかし、ことに長野県は、他県では問題にならないことでも査定される事例が多く、全国でのレセプト一枚あたりの平均点数では常に下位に位置している問題が多い県です。全国一律での均一な保険診療はいまだ是正されていません！

保険診療にスプリントが導入された頃の話を紹介しましょう。ある日、社会保険支払基金から、スプリントの治療について問い合わせがきました（詳細は割愛します）。実態を説明し、レセプト（診療報酬請求明細書）を送って数か月経過すると、支払基金の診査会に歯科医師会から出向されている先輩の先生から、「君のところは歯ぎしりの患者さんは月にどのくらいいるんだね？」と連絡が来ました。

「多いときには、月に10例でしょうか……」と答えると、「多い！　多いと言われているぞ、審査会で」と、お叱りを受けたのです。「多いとは、どのくらいで多いと言われるんでしょうか？」と質問すると、「君は、県下で3番目に多いらしいよ！減らせ！」との返事。

審査会という機関は、俗に「泣く子も黙る」と言われるくらい、保険医にとって怖い存在です。若気の至りで、当時まだそれほど怖いと感じていない頃でしたので、審査会の審査員の先生に口答えしてしまい、以下の問答が続きました。「向こう3か月間、歯ぎしり防止装置は1件も出すな！」。「そんな、むちゃな～、診療しても請求できないのですか？」。「それじゃ～、長野市にある支払基金事務所までいくか!?　ただじゃ～すまんと思うがな！」。

当時、悪名高き医療指導官が長野県の担当として赴任していた時代で、辣腕をふるって保険医をイジメていました。審査会でもその技官に忖度しており、結局、3か月間、歯ぎしりの患者さんにマウスピースを作っても、請求できずにいました。4か月目になって、先の審査員の先生からこう言われました。「最近、審査会から、池上は反省して自粛しているらしいから、今月からまた請求してもいいという連絡が来てるぞ。しかしな、またもとのように請求するんじゃないぞ！　ひと月に2～3件にしとけよ」

常日頃、審査会から「実態に即して遅滞なくカルテに記載のうえ、間違いのないように請求せよ」と言われている中で、それはどういう意味なのだろうか、と思った次第でした。

社会保障費の問題や医療の面で、医療保険の内容は、今後よくなる要素があまりないようです。医療保険の年間保険料はいまでも上がり続けていますが、給付内容の制限が増えることや、新規の医療保険への導入項目がある中で、よいお薬や痛み止めの薬などを保険から外したり、地方の行政に医療費の窓口負担無料化を押し付けている国側の責任はどうなのでしょうか。

これまで見てきたように、口腔環境をよい状態に保つことが、全身の健康を維持するうえでも重要なことが事実としてわかってきました。今後は、自分で自分の健康を守り、病気の予防に取り組むことが、ますます重要になってきます。

患者さんと医療者の二人三脚で歯を守る

一生持つ治療はない

私たちは虫歯の治療をしたり、失った歯に対して入れ歯やブリッジの治療をしますが、何年かたつと、治療した歯が再び虫歯になったり、入れ歯のクラスプが壊れたり、ブリッジの支台歯の根元が虫歯になることがあります。そういうときは、再治療になります。

「それはおまえさんの腕が悪いからだろ」

「一度治療したら、ずーっと持たせてもらわにゃ困る」
「冗談じゃないぞ。一度治療したら、二度と虫歯にならんようにしてくれ！」
「何年も使ってきたからね〜、仕方ないわよね。でも、悲しいわ」

などなど、いろいろなことを言われてきました。しかし、一生持つ治療は残念ながらありません。また、高額の治療だから、一生持つわけでもありません。インプラントを入れた患者さんにその話をしたとき、「なに、10年しか持たんのか!?」と言われ、驚きました。私からすれば、10年しか、ではなく、10年も持つのです。過去の患者さん方では10年以上持たせている方々は多数いらっしゃいますが、しかし、何十万円もかけて入れたインプラントでも、壊れることがあるのです。

なぜなら、お口の中は年齢を重ねるごとに、変化しているからです。どんな方でも、長年使い続けた歯は、表面から削れて磨耗し、低くなっていきます（1〜3㎜。人によっては下の前歯が5㎜以上磨耗することも）。また、小臼歯（奥から3〜4番目の歯）などの奥歯の表面に細かな亀裂（ヒビ割れ）が入ることもあります。

そこには、目に見えないブラキシズムの力の影響があるのです。また、明らかにブラキサーとわかる人では、もっと経年変化が早く、激しくなります。もちろん、入れ歯や補綴物も例外ではありません。むしろ、人工物はさらに磨耗や破壊が早いでしょう。

治療したからずっと安心、ではなく、一度治療した歯でも、何年も使い続ければ悪くなる。まず、そのことを頭に入れておいてください。

そして、定期検診を受けてお口の中をチェックしていれば、悪くなりかけたところを早い段階で治療できます。そうすれば、長くご自分の歯を持たせることができますし、一生、自分の歯で食事を楽しむこともできるかもしれません。20本などといわず、全部の歯を残していただきたいと思います。

●お口全体を考えた治療を

歯をなくしたとき、そこに入れ歯やブリッジの治療をすることも大切ですが、それだけでなく、なぜ歯をなくしてしまったのか、原因を考えることも大事です。「なぜその歯がなくなってしまったのか」。そこに入れた歯を長く持たせるにはどうしたらいいのか」。そこまで考えてくれる歯科医師と相談しながら、歯をなくしたところだけでなく、お口全体を考えた治療を受けることが大事です。

歯を1本なくすと、それだけで噛み合わせが微妙に変わってきます。歯1本の治療でも、お口全体の噛み合わせのバランスを考えた治療が必要なのです。奥歯を抜いたから、奥歯だけ治療すればいいというわけではないのです。

お口の中では、前歯と奥歯の役割が違います。前歯は、食べ物を噛み切ったり、話をするときの発音に関係してきます。さらには、奥歯を守るガイダンス（カーブの道から車が飛び出さないようにするガードレールのような役割）の役目があるといわれています。

そこでは、とりわけ犬歯（糸切り歯）が重要な役割を担っています。犬歯は歯の中で歯根が最も長く、横からの咬合力を受け止めるストッパーの役目になるのです。

一方奥歯は、食物を噛みつぶしたり、上下の噛み合わせの高さを保ったり、噛む力に対して前歯を保護する役割を持っています。最近の研究では、奥歯があり、しっかりと噛めることが、高齢者の方の認知症の予防にも貢献していることがわかってきたそうです。

奥歯と前歯は、互いに守り合う関係なのです。奥歯を抜くと、その影響は、他の奥歯や前歯にも出てきますし、全体の噛み合わせにも影響してきます。ですから、悪いところだけでなく、全体を考えた治療が必要になってくるのです。

◎犬歯を抜かれた残念な患者さんのケース

私は長年、「日本顎咬合学会」という学会に身を置き、咬合学に基づいた歯科臨床を行ってきました。歯科治療を行ううえで犬歯は非常に重要な歯ですが、その犬歯がない患者さんの治療をすることがあります。

八重歯があったり、出っ歯だったり、歯並びがデコボコしていて、歯列矯正の治療を受けている患者さんがいます。ある日診察室に入ってこられたUさんも矯正治療を受けたという患者さんで、上下の犬歯が4本抜かれていました。犬歯は滅多に抜かない歯ですが、早く治して見た目をよくするために、抜く矯正医もいるようです。

こういう上下の犬歯の噛み合わせがない患者さんは、経年変化で、早い方は30歳代後半〜40歳代、多くは60歳代を過ぎた頃から奥歯にトラブルが起きやすく、奥歯がなくなっていく（抜かれる）ケースが多いように感じています。前歯（犬歯）がないことで、奥歯を失いやすくなるのです。

そして奥歯を失った方がそれを放置した結果、60歳代以降、それまで頑張ってくれていた前歯もトラブルを起こし始めます。上下の噛み合わせの力を支えていた奥歯がなくなったことで、前歯が揺れてきたり折れたりして、結局失うことになるのです。せっかく歯並びをよくするために受けた矯正治療も、これでは逆効果になってしまいます。

歯は抜かないに越したことはありませんが、抜く場合は噛み合わせを十分考慮する必要があります。奥歯と前歯は、連動しているのです。

大事な歯を二人三脚で守る

失ってしまったら、もう二度と手に入らない永久歯を、どう守ったらいいのか。これは私たち歯科医療従事者にとって切実な問題で、私がブラキシズムの問題に取り組んできたのも、それが歯や噛み合わせを壊す一因だと思ったからです。このブラキシズムも含めて、まず患者さん自身が、自分の歯をどう守ったらいいのか、ご自分のこととして、考えていただきたいのです。

何本も歯を失ってから咀嚼に問題が生じてきて、日常生活に支障が出てきたり、痛みや腫れがあって満足に日常生活が送れなくなると、いかんともしがたい苦痛となります。

もちろん、私たちもできるだけ早く苦痛を取り除く努力、工夫はしているつもりですが、ときには解決してあげられないこともあります。最近の世知辛い、手間暇を惜しむような、追い込まれるような時代背景のせいなのか、「待てない」「すぐに結果を出す」「できるだけ時間とコストを削減する」ということが、歯科医療にも求められていることを、ひしひしと感じます。

患者さんのお口や歯を、私たち歯科医療関係者（歯科医師、歯科衛生士、歯科技工士、歯科助手などのコ・デンタルスタッフ）だけで守るには限界があります。患者さんと私たちが力を合わせ、二人三脚で守っていくしかないと思っています。

言い古されたことではありますが、「早期発見・早期治療」はやはり今後も真理といえるでしょう。最低1年に1度、理想は半年に1度の定期検診を受けていただき、治療箇所の点検や、歯周病予防、歯周病進行抑制のために、問題を小さなうちに見つけて早く治療しましょう。そうすれば、全部の歯を残すことも夢ではありません。

おわりに

最後まで、徒然の開業歯科医のボヤキや思い出話にお付き合いいただき、感謝申し上げます。人生の長い時間の中で、いまや「芸能人は歯が命」だけでなく、誰にとっても歯は命。現在の常識は、「お口の健康は全身の健康に通じる」なのです。

私は、歯科医師になってはじめの10年くらいは、目の前のお口の中の「歯」のみを見て歯科治療をしていたように思います。その後、いまも所属しているスタディグループ（P.G.I.）の師匠、故寿谷一先生や、そこで出会った西川洋二先生はじめ多くの先輩方の教えを受けて治療に当たっているうちに、お口の中を一つの生体の一部として総合的に診ることの大切さや、全身との関係を診ながら治療に当たることの大切さを、強く感じるようになりました。しかし日本の保険診療においては、長い間、歯科医師は「歯」だけ診ていればよい、というような風潮がありました（いまでもその名残りはありますが）。

保険診療には、これまでもさまざまな問題があり、近年、新しいものが保険診療に入る一方で、より総合的で質の高い歯科治療を行うという基本的なことが、ないがしろにされているように感じます。そのため、「お口全体を診ての咬合治療でバランスを整える」というような治療（歯科矯正治療、オーラルリハビリテーション治療など）は、そもそも保険診療ではできないのです。

「よいものは高い。質のよい歯科治療を選択したければ、高額な治療費を負担しなければならない」ということになると、これからは、もっと予防歯科医療を真剣に考えていかなければならないと思います。お口の問題を抱えている方々は、自分で自分のお口を守らないと、お口だけでなく全身の健康を損ねてしまいかねません。保険診療で応急処置ばかり受けていると、ズボンのツギアテの連続のような状況となり、もとの状態から遠くかけ離れてしまいます。それでは、人生の長い時間、快適な口腔環境や健康な体を維持していくことは困難になるでしょう。

本書で取り上げたブラキシズムの問題は、まだまだ一般の方には知られていないと感じています。しかし、ブラキシズムを放置しておけば、今後、永久歯を咬合習癖や咬合力によるお口の健康破壊から守るために、多大な時間的、経済的負担を強いられることになるかもしれません。

元神奈川歯科大学の矯正科教授で学長もされた佐藤貞雄先生や佐藤先生のもとで学ばれ

た青木聡先生たちは、専門家（歯科医師）に向けたブラキシズムの本を著しています。他にも九州の歯科の先生方で患者さん向けのブラキシズムの解説本を出されている方々もいます。また、TCH（歯牙接触癖）については、木野孔司先生が本を出されています。これらの噛み癖についてもっと詳しくお知りになりたい方は、こういった本も参考にされるといいでしょう。

最近は、個別の患者さんの状況に対応した「オーダーメイド治療」という考え方も出てきています。その延長上には、未病という考え方や予防歯科の考えも出てきます。お口の状況は、一人ひとり千差万別です。ですから、噛み合わせのバランスや動きを診て、どこに問題があり、それをどのように治療すればよいかを考えて実行することができる歯科医療人たちとの関わり合いが重要です。

先ほども述べましたが、私は臨床歯科医になりたての頃、師匠である故寿谷一先生からP.G.I.を通じて咬合の大切さや歯科治療上の重要性や奥深さを教えていただきました。その経験が、その後の歯科臨床で、いかにありがたかったかをつくづく感じる日々です。その後もP.G.I.を引き継いで若い歯科医に咬合の大切さを広めている西川洋二先生のもとで、これからの若い歯科医の先生方が学び実践されています。彼らは、これからの未来に貢献できる人材として活躍されることでしょう。

歯は、一生涯を通じて使い続ける大切なもの、失ったら二度と蘇らない希少なものです。その歯を守るために、多くの歯科医療関係者が日夜努力していますが、それでもみなさんが望まれるような理想的な歯科治療というものはなかなかありません。そういう現実も知っていただき、歯科医療スタッフと共に、できる限りお口の健康を維持管理していけるように努力していくことが大切だと思っています。

そのためにも、口腔内を壊していく悪習癖＝ブラキシズムを広く知っていただき、自分で自分を守るための知恵として役立てていただきたいと思います。

最後になりましたが、歯科における多くの知識を教えていただいた先輩の先生方、当歯科医院の歯科診療を支えてきてくれた医療スタッフや副院長の池上佳江先生、そして当歯科医院に通い、治療を受けてくださった患者さん方に、この場をお借りして感謝の気持ちを表したいと思います。また、今回の出版に際しては、現代書林の田中正樹様初め、編集スタッフの方々のお世話になりました。

ありがとうございました。

池上　正資

ブラキシズムが歯《は》を壊《こわ》す!

2023年 5月22日　初版第1刷

著　者 ―――――― 池上正資《いけがみまさすけ》
発行者 ―――――― 松島一樹
発行所 ―――――― 現代書林
〒162-0053　東京都新宿区原町3-61　桂ビル
TEL／代表　03(3205)8384
振替00140-7-42905
http://www.gendaishorin.co.jp/

ブックデザイン＋DTP ―― 吉崎広明（ベルソグラフィック）
イラスト ―――――― 村野千草
カバー・章扉画像 ―――― Dari-designPie/shutterstock

印刷・製本：㈱シナノパブリッシングプレス
乱丁・落丁本はお取り替えいたします。

定価はカバーに
表示してあります。

ISBN978-4-7745-1977-7 C0047